DOSIMETRÍA EN BRAQUITERAPIA – CÓDIGO DE PRÁCTICA INTERNACIONAL PARA LABORATORIOS SECUNDARIOS DE CALIBRACIÓN DOSIMÉTRICA Y HOSPITALES

Los siguientes Estados son Miembros del Organismo Internacional de Energía Atómica:

ALBANIA
ALEMANIA
ANGOLA
ANTIGUA Y BARBUDA
ARABIA SAUDITA
ARGELIA
ARGENTINA
ARMENIA
AUSTRALIA
AUSTRIA
AZERBAIYÁN
BAHAMAS
BAHREIN
BANGLADESH
BARBADOS
BELARÚS
BÉLGICA
BELICE
BENIN
BOLIVIA, ESTADO PLURINACIONAL DE
BOSNIA Y HERZEGOVINA
BOTSWANA
BRASIL
BRUNEI DARUSSALAM
BULGARIA
BURKINA FASO
BURUNDI
CABO VERDE
CAMBOYA
CAMERÚN
CANADÁ
COLOMBIA
COMORAS
CONGO
COREA, REPÚBLICA DE
COSTA RICA
CÔTE D'IVOIRE
CROACIA
CUBA
CHAD
CHILE
CHINA
CHIPRE
DINAMARCA
DJIBOUTI
DOMINICA
ECUADOR
EGIPTO
EL SALVADOR
EMIRATOS ÁRABES UNIDOS
ERITREA
ESLOVAQUIA
ESLOVENIA
ESPAÑA
ESTADOS UNIDOS DE AMÉRICA
ESTONIA
ESWATINI
ETIOPÍA
FEDERACIÓN DE RUSIA
FIJI
FILIPINAS
FINLANDIA
FRANCIA
GABÓN
GAMBIA
GEORGIA
GHANA
GRANADA
GRECIA
GUATEMALA
GUINEA
GUYANA
HAITÍ
HONDURAS
HUNGRÍA
INDIA
INDONESIA
IRÁN, REPÚBLICA ISLÁMICA DEL
IRAQ
IRLANDA
ISLANDIA
ISLAS COOK
ISLAS MARSHALL
ISRAEL
ITALIA
JAMAICA
JAPÓN
JORDANIA
KAZAJSTÁN
KENYA
KIRGUISTÁN
KUWAIT
LESOTHO
LETONIA
LÍBANO
LIBERIA
LIBIA
LIECHTENSTEIN
LITUANIA
LUXEMBURGO
MACEDONIA DEL NORTE
MADAGASCAR
MALASIA
MALAWI
MALÍ
MALTA
MARRUECOS
MAURICIO
MAURITANIA
MÉXICO
MÓNACO
MONGOLIA
MONTENEGRO
MOZAMBIQUE
MYANMAR
NAMIBIA
NEPAL
NICARAGUA
NÍGER
NIGERIA
NORUEGA
NUEVA ZELANDIA
OMÁN
PAÍSES BAJOS, REINO DE LOS
PAKISTÁN
PALAU
PANAMÁ
PAPUA NUEVA GUINEA
PARAGUAY
PERÚ
POLONIA
PORTUGAL
QATAR
REINO UNIDO DE GRAN BRETAÑA E IRLANDA DEL NORTE
REPÚBLICA ÁRABE SIRIA
REPÚBLICA CENTROAFRICANA
REPÚBLICA CHECA
REPÚBLICA DE MOLDOVA
REPÚBLICA DEMOCRÁTICA DEL CONGO
REPÚBLICA DEMOCRÁTICA POPULAR LAO
REPÚBLICA DOMINICANA
REPÚBLICA UNIDA DE TANZANÍA
RUMANIA
RWANDA
SAINT KITTS Y NEVIS
SAMOA
SAN MARINO
SAN VICENTE Y LAS GRANADINAS
SANTA LUCÍA
SANTA SEDE
SENEGAL
SERBIA
SEYCHELLES
SIERRA LEONA
SINGAPUR
SOMALIA
SRI LANKA
SUDÁFRICA
SUDÁN
SUECIA
SUIZA
TAILANDIA
TAYIKISTÁN
TOGO
TONGA
TRINIDAD Y TABAGO
TÚNEZ
TURKMENISTÁN
TÜRKİYE
UCRANIA
UGANDA
URUGUAY
UZBEKISTÁN
VANUATU
VENEZUELA, REPÚBLICA BOLIVARIANA DE
VIET NAM
YEMEN
ZAMBIA
ZIMBABWE

El Estatuto del Organismo fue aprobado el 23 de octubre de 1956 en la Conferencia sobre el Estatuto del OIEA celebrada en la Sede de las Naciones Unidas (Nueva York); entró en vigor el 29 de julio de 1957. El Organismo tiene la Sede en Viena. Su principal objetivo es "acelerar y aumentar la contribución de la energía atómica a la paz, la salud y la prosperidad en el mundo entero".

COLECCIÓN DE INFORMES TÉCNICOS Nº 492

DOSIMETRÍA EN BRAQUITERAPIA
–
CÓDIGO DE PRÁCTICA INTERNACIONAL PARA LABORATORIOS SECUNDARIOS DE CALIBRACIÓN DOSIMÉTRICA Y HOSPITALES

ORGANISMO INTERNACIONAL DE ENERGÍA ATÓMICA
VIENA, 2025

Sección Editorial
Organismo Internacional de Energía Atómica
Vienna International Centre
PO Box 100
1400 Viena, Austria
Teléfono: +43 1 2600 22529 o 22530
Correo electrónico: sales.publications@iaea.org
www.iaea.org/es/publicaciones

Impreso por el OIEA en Austria
Abril de 2025
STI/DOC/010/492

DOSIMETRÍA EN BRAQUITERAPIA – CÓDIGO DE PRÁCTICA INTERNACIONAL PARA LABORATORIOS SECUNDARIOS DE CALIBRACIÓN DOSIMÉTRICA Y HOSPITALES
OIEA, VIENA, 2025
STI/DOC/010/492
ISBN 978-92-0-304924-5 (en papel)| ISBN 978-92-0-305024-1 (pdf) | ISBN 978-92-0-305124-8 (epub)
ISSN 3006-2918

PRÓLOGO

Una de las funciones primordiales del OIEA es mejorar la trazabilidad, la exactitud y la coherencia de las mediciones de dosimetría clínica de las radiaciones en los Estados Miembros. Con referencia a la armonización de la dosimetría en la radioterapia externa, el OIEA ha difundido varios códigos de práctica internacionales, que se publican en la *Colección de Informes Técnicos del OIEA* (TRS) con descripciones pormenorizadas de los instrumentos y mediciones que se han de aplicar para la determinación de la dosis absorbida en agua.

El volumen Nº 277 de la *Colección de Informes Técnicos* (segunda edición), *Absorbed Dose Determination in Photon and Electron Beams* y el volumen Nº 381 de la *Colección de Informes Técnicos*, *The Use of Plane Parallel Ionization Chambers in High Energy Electron and Photon Beams*, ambos publicados en 1997, se basaron en los patrones de calibración de kerma en aire. El volumen Nº 398 de la *Colección de Informes Técnicos, Absorbed Dose Determination in External Beam Radiotherapy*, que fue publicado en 2000, se basó en la aplicación de patrones de dosis absorbida en agua. En fecha más reciente, el volumen Nº 483 de la *Colección de Informes Técnicos, Dosimetry of Small Static Fields Used in External Beam Radiotherapy*, fue publicado para proporcionar información sobre la dosimetría de pequeños campos estáticos empleados en nuevas técnicas y tecnologías.

El proceso de braquiterapia también requiere una dosimetría de referencia coherente con trazabilidad a patrones metrológicos primarios. El documento IAEA-TECDOC-1274, *Calibration of Photon and Beta Ray Sources Used in Brachytherapy,* ha sido un recurso fundamental para la dosimetría en braquiterapia desde 2002. No obstante, se han producido varios nuevos adelantos en relación con los patrones dosimétricos, los detectores, las fuentes radiactivas y las tecnologías de braquiterapia de que se dispone actualmente. En respuesta a las recomendaciones formuladas en la 17º reunión del Comité Científico de la Red OIEA/OMS de Laboratorios Secundarios de Calibración Dosimétrica (2016), se decidió preparar un código de práctica internacional para la dosimetría en braquiterapia.

El presente código de práctica está dirigido tanto a los laboratorios secundarios de calibración dosimétrica como a los hospitales y se basa en el uso de cámaras de ionización reentrantes, o de pozo. Se aplica a todas las fuentes de braquiterapia con intensidades que pueden medir esos detectores. Se describen el formalismo dosimétrico; los procedimientos habituales para la dosimetría y la calibración de referencia; la evaluación de instrumentos de referencia, y la puesta en servicio del sistema de cámara de pozo. Las orientaciones y recomendaciones que se formulan en el presente documento con respecto a las buenas prácticas identificadas representan la opinión de expertos, pero no se basan en el consenso de todos los Estados Miembros.

En la presente publicación se examinan los sistemas miniaturizados que utilizan fuentes de rayos X de baja energía, conocidos en general como sistemas de braquiterapia electrónica. Con todo, es preciso seguir trabajando en el campo de la metrología para lograr un método normalizado y de eficacia comprobada para la dosimetría de esos sistemas. Por tanto, aun cuando gran parte del contenido de esta publicación pueda ser pertinente, las fuentes electrónicas de braquiterapia no se incluyen en la sección principal de esta publicación. También se excluyen de la sección principal las placas y aplicadores oftálmicos de emisores beta. Para su calibración se emplean detectores distintos de las cámaras de pozo. En esta publicación también se analizan otros detectores adecuados que podrían utilizarse.

El OIEA desea expresar su gratitud a todos los que han contribuido a la redacción y revisión de la presente publicación, en particular T. Bokulic (Croacia), L. A. DeWerd, (Estados Unidos de América), M. McEwen (Canadá), M. J. Rivard (Estados Unidos de América), T. Sander (Reino Unido), T. Schneider (Alemania) y P. Toroi (Finlandia). El OIEA también desea manifestar su reconocimiento a las siguientes personas por sus valiosas observaciones y sugerencias: J. T. Alvarez-Romero (México), Sudhir Kumar (India), y E. Mainegra-Hing (Canadá). El oficial del OIEA encargado de la presente publicación fue M. Carrara de la División de Salud Humana.

NOTA EDITORIAL

ÍNDICE

1. INTRODUCCIÓN

1.1. ANTECEDENTES

La braquiterapia es una modalidad de radioterapia específica en la que pequeñas fuentes de radiación encapsuladas se insertan dentro o cerca del volumen que se ha de tratar [1]. Históricamente el término braquiterapia se refería al uso de fuentes *radiactivas*. De hecho, estas eran las únicas fuentes de radiación que podían conseguirse en pequeñas dimensiones en el momento en el que se creó la braquiterapia, a comienzos del siglo XX. Más recientemente se han concebido sistemas miniaturizados que utilizan rayos X de baja energía creados por medios electrónicos en lugar de radionucleidos [2]. En el momento de redactar esta publicación hay algunos de esos dispositivos que pueden realizar tratamientos de braquiterapia intracavitaria o intraoperatoria [3], aunque los radionucleidos siguen siendo las principales fuentes utilizadas.

La eficacia clínica de la braquiterapia puede atribuirse a su capacidad para administrar una alta dosis de radiación al volumen tratado y limitar al mismo tiempo la dosis absorbida en los tejidos circundantes. La braquiterapia ha demostrado su eficacia sobre todo para el tratamiento de enfermedades bien circunscritas en el cuerpo. Por ejemplo, hay una gran incidencia de cáncer cervicouterino avanzado [4] que se trata mejor con una combinación de radioterapia externa (RTE) y braquiterapia [5, 6]. Además de los cánceres cervicouterinos, las principales indicaciones de braquiterapia son el cáncer de endometrio, de mama y de próstata [7]. Para el tratamiento del cáncer de próstata, por ejemplo, en los grupos de alto riesgo de pacientes tratados con RTE reforzada con braquiterapia se observaron resultados mucho mejores que en los tratados solamente con RTE o con prostatectomía radical [8]. Por otra parte, los tumores pequeños que son accesibles para implantes pueden tratarse en muchos casos con braquiterapia en monoterapia [7].

La braquiterapia es un tratamiento indispensable en países de ingresos bajos y medios con alta incidencia de cáncer de cuello o del esófago. También está muy difundida en países de ingresos altos. Según el Directorio de Centros de Radioterapia (DIRAC) que mantiene el Organismo Internacional de Energía Atómica [9], en la actualidad hay 3345 instalaciones de braquiterapia en todo el mundo: el 65 % de ellas en países de ingresos altos y el 35 % en países de ingresos medianos y bajos. En la actualidad, la mayoría de los procedimientos de braquiterapia se aplican con equipo de carga diferida a distancia de alta tasa de dosis (HDR). El equipo de carga diferida a distancia de baja tasa de dosis (LDR) ha sido descontinuado por los fabricantes, por lo que hoy en día la braquiterapia de HDR o de tasa de dosis pulsada (PDR) son las principales tecnologías entre las que se puede elegir y las aplicaciones de LDR quedaron limitadas a procedimientos manuales con fuentes de baja energía.

Puesto que las técnicas de braquiterapia de HDR administran tasas de dosis muy altas en el punto de prescripción (es decir, que pueden llegar a administrarse algunos cientos de Gy h^{-1} a 1 cm de distancia desde la fuente) [10], los errores que se produzcan pueden llevar a una administración errónea de dosis con posibles efectos nocivos [11]. Según la Comisión Internacional de Protección Radiológica (CIPR) [12], se han comunicado más de 500 accidentes de HDR (incluida una muerte) a lo largo de toda la cadena de procedimientos. Las tasas de dosis relacionadas con fuentes de LDR son muy inferiores a las asociadas con fuentes de HDR, pero las aplicaciones con estos tipos de fuentes también pueden ser objeto de mala administración y pueden desembocar en consecuencias nefastas [13 a 15]. Aun cuando la mayor parte de los incidentes radiológicos fueran causados por errores humanos, es indispensable hacer mediciones dosimétricas adecuadas para reducir el riesgo de mala administración. Por tanto, la medición de la intensidad de la fuente se considera una parte fundamental de un programa general de garantía de calidad (GC) para los tratamientos de braquiterapia con el fin de administrar la dosis prescrita a los tejidos blanco [16 a 19]. La dosimetría de las fuentes de braquiterapia al nivel de los usuarios finales es necesaria para garantizar la trazabilidad, por conducto de los laboratorios secundarios de calibración dosimétrica (LSCD), a los patrones internacionalmente aceptados de los laboratorios primarios de calibración dosimétrica (LPCD).

La mayoría de sistemas de HDR en uso en el mundo se basan en el radionucleido ^{192}Ir. Un número muy reducido de ellos son sistemas de PDR, que combinan las ventajas de los principios de acción sucesiva y seguridad de la dosimetría de fuentes de HDR con las propiedades radiobiológicas favorables de las aplicaciones de braquiterapia de LDR [20]. Debido al período de semidesintegración relativamente corto y a la necesidad de la sustitución periódica de la fuente de ^{192}Ir, se han sugerido otros radionucleidos, como el ^{60}Co [21 a 23], o dispositivos de braquiterapia electrónica de rayos X (BTe) [3, 24] para los tratamientos con HDR. También hay una amplia disponibilidad de otras fuentes radiactivas emisoras de fotones con valores de energía y tasas de dosis más bajas que el ^{192}Ir y el ^{60}Co [25]. Cada uno de estos tipos de fuentes tienen sus propios requisitos dosimétricos para los LPCD, los LSCD y los hospitales.

Los radionucleidos emisores beta como el ^{90}Sr/^{90}Y y el ^{106}Ru/^{106}Rh se emplean para procedimientos especializados, sobre todo en aplicaciones intravasculares [26] (^{90}Sr/^{90}Y) o tratamientos oftálmicos [27, 28] (tanto ^{90}Sr/^{90}Y como ^{106}Ru/^{106}Rh). Las partículas beta por lo general requieren dosimetría en el intervalo de milímetros, mientras que las fuentes de fotones se extienden más, con una distancia de aplicación que podría alcanzar hasta unos cuantos centímetros en algunos casos. El uso de aplicadores de superficie para tratamientos con fuentes de braquiterapia también está creciendo y debe analizarse por separado [29]. Se han comenzado a utilizar muchas nuevas fuentes radiactivas y muchas de ellas todavía no se han acogido por diversas razones [30 a 35]. Además de la magnitud de referencia que especifica la intensidad de la fuente estándar de tasa de kerma en aire (RAKR) o de intensidad de kerma en aire (AKS), la otra magnitud que se ha propuesto es la dosis absorbida en agua. Más adelante estas se examinan con más detenimiento en las secciones apropiadas.

La expansión del uso de diversas fuentes ha aumentado considerablemente en el mundo, pero algunos de los códigos de práctica de braquiterapia disponibles tienen casi 20 años de antigüedad y deben ser actualizados [36, 37]. La necesidad de un código de práctica internacional de dosimetría se ha hecho evidente, sobre todo para la normalización de magnitudes y procedimientos de dosimetría.

1.2. OBJETIVOS

El presente Código de Práctica Internacional para la Dosimetría en Braquiterapia tiene por objeto hacer posible que se utilicen procedimientos en común en las mediciones dosimétricas de las fuentes radiactivas empleadas en braquiterapia, con exclusión de las placas y los aplicadores oftálmicos emisores beta, las semillas enlazadas y las fuentes tipo malla. También han sido excluidos de este código de práctica los dispositivos de terapia radioisotópica dirigida y los dispositivos miniaturizados de braquiterapia con rayos X, conocidos también como dispositivos de braquiterapia electrónica (BTe). En este Código se hace una descripción de los sistemas de calibración más exactos y sensibles de que disponen los LPCD y se recomiendan detectores y procedimientos adecuados para las mediciones de intensidad de las fuentes en los LSCD y los hospitales.

Las orientaciones y recomendaciones que se presentan en relación con las buenas prácticas identificadas representan la opinión de expertos pero no se han formulado sobre la base de un consenso de todos los Estados Miembros.

1.3. ÁMBITO DE APLICACIÓN

El presente código de práctica abarca métodos pertinentes para el proceso de dosimetría en braquiterapia. El código es de interés para todos los profesionales que participan en este proceso, desde el metrólogo de radiaciones que determina las magnitudes en el LPCD hasta el físico médico cualificado para las labores asistenciales que trabaja en un hospital y proporciona la magnitud medida para el sistema de planificación del tratamiento (SPT). En este código se abordan las principales fuentes radiactivas de braquiterapia de HDR y LDR que se utilizan actualmente en la práctica clínica, tanto de fotones como de emisores beta, que pueden medirse recurriendo a una cámara de ionización reentrante, o de pozo. Se determinó que este detector fiable y de fácil uso se elegiría como detector de referencia que se recomendaría en este código de práctica, ya que se ha empleado para la cuantificación de fuentes radiactivas durante muchas décadas y ha demostrado su utilidad en todos los niveles de la cadena de calibración [16, 38, 39].

El presente código de práctica está dirigido a los físicos médicos cualificados para las labores asistenciales y los metrólogos de radiaciones que se ocupan de la dosimetría y la calibración de detectores en braquiterapia. No está dirigido al médico que interviene en la práctica clínica.

1.4. ESTRUCTURA

Este código de práctica consta de diez secciones y seis apéndices. A continuación de esta introducción, que esboza los antecedentes y el ámbito de aplicación de este código de práctica, figura la sección 2, que contiene una descripción de las fuentes radiactivas de que se dispone actualmente para la braquiterapia. Las magnitudes dosimétricas de referencia de tasa de kerma en aire, intensidad de kerma en aire y dosis absorbida en agua se analizan en la sección 3, junto con la constante de tasa de dosis y otros parámetros importantes para caracterizar debidamente las fuentes radiactivas. Puesto que este código de práctica se basa en el uso de cámaras de ionización de pozo como instrumentos, la sección 4 provee una descripción detallada de esos instrumentos y define los requisitos para las cámaras de ionización de pozo que se utilizan como cámaras de referencia. También incluye una descripción del equipo de carga diferida a distancia de HDR. La sección 5 contextualiza el marco de dosimetría que define la difusión de los patrones primarios de dosimetría hasta el nivel de hospital y la sección 6 proporciona un resumen de los patrones primarios disponibles que resultan útiles para las calibraciones en braquiterapia. Se aborda asimismo su difusión mediante la adopción de un sistema de dosimetría de cámara de pozo. La sección 7 define el formalismo dosimétrico empleado para determinar las magnitudes dosimétricas utilizadas en este código de práctica. En relación con el volumen Nº 398 de la *Colección de Informes de Seguridad, Absorbed Dose Determination in External Beam Radiotherapy* [40] y el volumen Nº 457 de la *Colección de Informes Técnicos, Dosimetry in Diagnostic Radiology: An International Code of Practice* [41] que se basan en el uso del factor de corrección de la calidad del haz k_{Q,Q_0}, en este código de práctica se define un factor de corrección del modelo de fuente k_{sm,sm_0} para tener en cuenta todas las diferencias entre el modelo de fuente que emplea el usuario, *sm,* y el que se utiliza para la calibración, sm_0. El procedimiento general para aplicar debidamente la dosimetría en braquiterapia con una cámara de pozo se presenta en la sección 8, junto con una descripción de métodos para comprobar la estabilidad a corto y largo plazo del sistema de medición. La sección 9 trata de la estimación de las incertidumbres típicamente relacionadas con la medición de la intensidad de las fuentes de LDR y HDR. La utilidad que las magnitudes de referencia medidas tiene en la práctica clínica para evaluar la dosis en los pacientes se explica a grandes rasgos en la sección 10. Las principales categorías de fuentes de braquiterapia y métodos de administración del tratamiento se abordan brevemente.

Los apéndices que se incluyen complementan la información consignada en el cuerpo principal de la publicación: el apéndice I menciona brevemente las magnitudes y las unidades obsoletas que no se recomiendan ya para fines de dosimetría; el apéndice II analiza de manera breve la situación actual respecto de los patrones de dosimetría basados en el kerma en aire y la dosis absorbida en agua para las fuentes que se abordan en este código de práctica; el apéndice III contiene una breve descripción de los dispositivos de rayos X de BTe y el estado actual de desarrollo de sus patrones dosimétricos; el apéndice IV da una visión de algunos sistemas de detectores distintos de la cámara de ionización de pozo que podrían utilizarse para la dosimetría en braquiterapia; el apéndice V describe más a fondo el formalismo que figura en el Informe Nº 43 del Grupo de Tareas de la Asociación Americana de Físicos en Medicina (AAPM) que se emplea habitualmente para el cálculo de la distribución de dosis en la braquiterapia intersticial e intracavitaria; el apéndice VI presenta la teoría para la estimación de incertidumbres de medición.

2. FUENTES RADIACTIVAS DE BRAQUITERAPIA

Las fuentes radiactivas encapsuladas para braquiterapia tienen muchos diseños diferentes y consisten en materiales radiactivos permanentemente sellados en una cápsula, o estrechamente coligados y en presentación sólida [42]. La fuente radiactiva está encapsulada para prevenir la fuga o la emisión del material radiactivo en condiciones normales o en caso de hechos accidentales que pudieran ocurrir. Los materiales que se utilizan normalmente para los encapsulamientos de fuentes de braquiterapia son acero inoxidable, tungsteno (W) titanio (Ti) y níquel (Ni), que presentan resistencia mecánica adecuada y baja atenuación. Además, el material no tóxico de la cubierta de la fuente de braquiterapia no interactúa física ni químicamente con los fluidos corporales, que podrían mermar la integridad de la fuente.

Los fotones son el tipo de radiación que se utiliza con mayor frecuencia con fines de tratamiento, con valores de energía de entre 0,02 y 1,25 MeV. Los fotones de baja y alta energía se distinguen por tener una energía media menor o igual a 50 keV y mayor a 50 keV, respectivamente [23]. De modo intencional, las fuentes de braquiterapia se colocan dentro del volumen blanco o en la proximidad de este, de manera temporal o permanente. Según la definición de la ICRU [43], los tratamientos de LDR indican una tasa de dosis hasta el punto de prescripción de dosis (o la superficie) de 0,4 Gy h^{-1} a 2 Gy h^{-1}. Los tratamientos con alta tasa de dosis se definen como aquellos que administran más de 12 Gy h^{-1} al punto de prescripción de dosis (o la superficie). Las tasas de dosis intermedias (2 Gy h^{-1} a 12 Gy h^{-1}) se denominan en principio tasas de dosis medias (MDR); sin embargo, no se utilizan habitualmente en la práctica clínica. Los tratamientos de tasa de dosis pulsada se asemejan a los tratamientos continuos de LDR por administrar pequeñas fracciones de la dosis prescrita —denominadas "pulsos"— con una fuente de MDR. Los pulsos ordinarios de 10 a 15 minutos de duración se repiten una vez por hora hasta que se alcanza la dosis fraccionada prescrita.

2.1. PRINCIPALES FUENTES RADIACTIVAS EMISORAS DE FOTONES

Actualmente se utilizan seis radionucleidos como fuentes emisoras de fotones. Con respecto a su energía media, estos pueden agruparse en fuentes de baja energía y de alta energía. Con referencia a la tasa de dosis administrada al punto de prescripción de dosis (o la superficie), también pueden agruparse en fuentes de LDR, HDR y PDR. La división y el tipo de fuentes emisoras de fotones se indican en el cuadro 1, en el que se incluyen fuentes de BTe para fines de comparación.

Las fuentes emisoras de fotones de baja energía que emplean radionucleidos ^{103}Pd, ^{125}I y ^{131}Cs ofrecen la ventaja de que pueden blindarse con facilidad, ya que sus energías medias son de cerca de 20 keV, 28 keV y 30 keV, respectivamente. En vista de su baja energía y período de semidesintegración relativamente corto (véase la sección 3.4.1), estas fuentes se utilizan sobre todo para implantes permanentes de LDR y se encargan en función del caso específico del paciente. En general, estas fuentes de baja energía LDR se hallan encapsuladas en tubos de titanio de 0,8 mm de diámetro con una longitud de 5 mm aproximadamente; de ahí que estas fuentes se conozcan coloquialmente como "semillas".

Las fuentes emisoras de fotones de alta energía que emplean radionucleidos ^{192}Ir, ^{137}Cs y ^{60}Co tienen energías medias de aproximadamente 0,38 MeV, 0,66 MeV y 1,25 MeV, respectivamente. Su período de semidesintegración figura más adelante, en la sección 3.4.1. Estas fuentes requieren blindaje de valor Z alto para

CUADRO 1. DIVISIÓN DE FUENTES DE FOTONES EN BRAQUITERAPIA

Energía	Tasa de dosis	Tipo
LE[a]	LDR[c]	Semillas de I 125, Pd 103 y Cs 131
HE[b]	LDR[c]	Fuentes de tubo de Cs 137; Cables, pines y agujas de Ir 192
LE[a]	HDR[d]	Fuentes de rayos X de BTe
HE[b]	HDR[d]	Equipo de carga diferida de Ir 192 y Co 60 de HDR
HE[b]	PDR[e]	Equipo de carga diferida de PDR de Ir 192

[a] LE: baja energía (energía media $\leq$ 50 keV).
[b] HE: alta energía (energía media > 50 keV).
[c] LDR: baja tasa de dosis (tasa de dosis > 0,4 Gy h^{-1} y < 2 Gy h^{-1}).
[d] HDR: alta tasa de dosis (tasa de dosis < 12 Gy h^{-1}).
[e] PDR: tasa de dosis pulsada.

casos de gran proximidad y no se implantan permanentemente por su período de semidesintegración relativamente largo (véase la sección 3.4.1). En las fuentes que emplean ^{137}Cs el material radiactivo se encuentra en tubos de acero inoxidable de 3 mm de diámetro y 20 mm de longitud para implantes temporales de LDR. Las fuentes de ^{192}Ir y ^{60}Co de HDR se utilizan para aplicaciones temporales y se reutilizan en muchos pacientes. La radiactividad está contenida en una cápsula con un diámetro exterior de aproximadamente 1 mm y una longitud de 3 a 5 mm, la cual está acoplada a un cable conductor que permite que el equipo de carga diferida a distancia de HDR la coloque. Las fuentes de ^{192}Ir de PDR son de longitud similar y tienen menos actividad en comparación con las fuentes de ^{192}Ir de HDR. También son accionadas por un equipo de carga diferida a distancia que se programa para distribuir los pulsos de dosis con determinados intervalos entre ellas.

Las características dosimétricas de las fuentes son sensibles a la forma específica de encapsulamiento y a la distribución interna de los radionucleidos. Especialmente en bajas energías, los efectos de autoabsorción y filtración son importantes y deben tomarse en consideración los fotones contaminantes debidos a los rayos X característicos que se producen en las capas externas de los encapsulamientos de fuentes de acero o titanio (véase la sección 3.1). Los modelos de semillas que utilizan el mismo radionucleido e indican diferencias relativamente insignificantes en sus procesos de fabricación o en su diseño pueden mostrar, por tanto, diferencias dosimétricas importantes. Aun cuando sean menos sensibles, los modelos de fuentes de alta energía también podrían indicar emisiones de radiación diferentes de un modelo a otro. Solo pueden darse valores aproximados de la energía media de los fotones emitidos porque la energía media real es específica de cada modelo de fuente.

Actualmente hay en el mercado mundial unas dos docenas de fuentes emisoras de fotones basadas en radionucleidos de baja energía y alta energía. Los tubos de ^{137}Cs de LDR se emplean en contadas ocasiones y cada vez tienen menos popularidad, igual que las fuentes alternativas de ^{192}Ir de PDR y los cables, los pines y las agujas de ^{192}Ir de LDR.

2.2. FUENTES RADIACTIVAS EMISORAS BETA

Las fuentes emisoras beta se utilizan con menos frecuencia pero pueden tener mayor conformidad con la dosis que las emisoras de fotones en los tumores poco profundos. Entre ellas se cuentan el ^{106}Ru (que se desintegra en ^{106}Rh, que también es un emisor beta) y el ^{90}Sr (que se desintegra en ^{90}Y, que también es un emisor beta). Considerando la influencia de los radionucleidos descendientes en la energía beta y la semidesintegración de la fuente en ^{106}Ru y ^{90}Sr, las energías máximas son de cerca de 3,54 MeV y 2,27 MeV, respectivamente [27]. Su período de semidesintegración se indica más adelante en la sección 3.4.1. Debido a su alta actividad específica, el ^{90}Sr/^{90}Y se ha utilizado como fuente de HDR para tratamientos de braquiterapia intravascular temporal (BIVT) con fuentes finas administradas en BT intracardiaca a través de un catéter [44 a 46].

Las fuentes emisoras beta también tienen un largo historial en el tratamiento oftalmológico por la ventaja de que reducen la penetración de la dosis en el tejido [47]. Las fuentes de ^{106}Ru y ^{90}Sr empleadas en la braquiterapia intraocular suelen ser placas y aplicadores superficiales curvados, respectivamente, que se adaptan a la forma del ojo. Las placas oftálmicas que contienen ^{106}Ru/^{106}Rh pueden obtenerse en diámetros diferentes y la zona activa se adapta a distintos sitios de tumores [48]. Pueden tener configuraciones simétricas y asimétricas con cortes para el nervio óptico o el iris. La dosis se prescribe normalmente a una distancia determinada a lo largo del eje central de la placa [28]. Los aplicadores oftálmicos superficiales existentes de ^{90}Sr/^{90}Y tienen un diámetro de 10 a 18 mm y se utilizan para el tratamiento superficial de lesiones de la conjuntiva anterior cerca de la córnea (es decir, los pterigiones) [49 a 51].

Con todo, estos aplicadores de ^{90}Sr/^{90}Y ya no se fabrican. Si el usuario posee un aplicador calibrado recientemente (es decir, en los últimos 3 a 5 años), podría darle uso clínico. La dosis se expresaría en función de la tasa de dosis absorbida en agua (Gy s^{-1}) en un momento concreto, y también se proporcionaría la uniformidad de la dosis de la fuente. El Laboratorio de Calibración Dosimétrica Acreditado de la Universidad de Wisconsin (WADCL) calibró 222 fuentes de 1997 a 2008 y se observó que las dosis de un gran número de fuentes no eran lo bastante uniformes. La comparación con la intensidad de fuentes anteriores indicó una discrepancia media de un −19 % con valores de entre un −49 % y un +42 % [52]. Si el usuario cuenta con fuentes antiguas como esa, se sugiere desecharlas, sobre todo si no han sido calibradas recientemente (es decir, en los últimos 5 años). Además, se recomienda comprobar que la fuente no tenga fugas al cabo de un año, de conformidad con las orientaciones internacionales.

En el contexto clínico se afrontan obstáculos importantes que dificultan la medición de la intensidad de la fuente de los aplicadores oftálmicos de ^{90}Sr/^{90}Y y las placas oculares de ^{106}Ru/^{106}Rh. Recientemente se han calibrado placas de ^{106}Ru/^{106}Rh con una cámara de extrapolación cóncava sin ventana. En Hansen y otros [53] se presenta una técnica para calibrar una cámara de ionización que puede utilizarse en entornos clínicos. Anteriormente no existía ningún instrumento calibrado y con trazabilidad que se recomendara para realizar localmente este tipo de medición [28], y en la actualidad no hay consenso internacional en cuanto al procedimiento, la frecuencia y el tiempo de calibración, ni tampoco sobre los instrumentos y los procedimientos que se han de aplicar en los hospitales. Por tanto, el presente código de práctica no es aplicable a esas fuentes. En esos casos se recomiendan otros métodos para medir la tasa de dosis a una profundidad específica de la fuente. En diversas publicaciones se proporcionan ejemplos de distintos detectores (es decir, cámaras de extrapolación, dosímetros termoluminiscentes (TLD), películas radiocrómicas, centelleadores de plástico, diodos de silicona, detectores de diamante y cámaras de ionización de pequeño volumen) [53 a 56]. En el apéndice IV puede obtenerse información útil.

2.3. OTRAS FUENTES RADIACTIVAS EMISORAS DE FOTONES

Además de las fuentes ya mencionadas, hay otras fuentes de BT que son innovadoras, pero cuya intensidad es posible que no pueda calibrarse con fiabilidad [57].

En cuanto a los radionucleidos, se ha propuesto que el Iterbio 169 sustituya al ^{192}Ir como fuente de HDR dado que tiene una energía de fotones media menor (0,09 MeV frente a 0,3 MeV) [57, 58]. Con todo, en la práctica la reducción del blindaje no es importante y su período de semidesintegración (32 días) es más corto que el del ^{192}Ir (73,83 días), por lo que se requieren cambios de fuente más frecuentes. Además, no hay fabricantes que ofrezcan esta fuente y todavía no se dispone de patrones primarios de calibración. Hubo antes un fabricante que ofrecía una fuente de ^{169}Yb con una calibración trazable [59].

Otras fuentes innovadoras son, por ejemplo, las semillas con blindaje para administrar radiación direccional [60 a 65], combinaciones de fuente y aplicador con blindaje para aplicar radiación direccional a gran escala [66 a 69] y conjuntos de fuente y aplicador con blindaje dinámico para modular la intensidad [70 a 75]. Aunque muchas de estas tecnologías son prometedoras o ya son de uso clínico, el equipo asistencial necesita conocer las dificultades asociadas a la dosimetría y la planificación del tratamiento, como se señaló en el Informe Nº 167 del Grupo de Tareas de la AAPM y la Sociedad Europea de Radioterapia y Oncología (ESTRO) [57].

3. MAGNITUDES Y UNIDADES

La magnitud de interés para las aplicaciones de braquiterapia es la dosis absorbida en agua D_w medida en puntos de interés clínico y, por tanto, cercanos a la fuente. No obstante, la dosimetría de referencia de las fuentes emisoras de fotones lleva décadas basándose en patrones y en cámaras de transferencia calibradas en función del kerma en aire y, en la actualidad, la disponibilidad de calibraciones basadas en patrones primarios en función de la dosis absorbida en agua es limitada [76 a 78].

Los protocolos de dosimetría establecidos para las fuentes emisoras de fotones se basan, por tanto, en patrones de referencia e instrumentos de transferencia de la tasa de referencia de kerma en aire (RAKR) o en la intensidad de kerma en aire (AKS). Entre estos protocolos, el informe TG-43 de la AAPM y sus actualizaciones [79 a 83] cumplen la importante función de ser la metodología fundamental que se ha adoptado en todo el mundo. Es muy importante que el usuario conozca la magnitud utilizada para caracterizar la intensidad de la fuente. Se han cometido errores por utilizar una magnitud errónea en el SPT [84].

El sistema de coordenadas de referencia elegido en la presente publicación es el mismo que el utilizado en el Informe TG-43 de la AAPM [79] y se indica en la figura 1. Según este sistema de referencia, β es el ángulo (por lo general medido en radianes) subtendido por el punto de interés $P(r;\ \theta)$ y los dos extremos del componente activo de la fuente, θ es el ángulo polar entre el eje longitudinal de la fuente y el rayo desde el centro de la fuente hasta el punto de interés $P(r;\ \theta)$ y r es la distancia (por lo general medida en cm) desde el centro de la fuente hasta

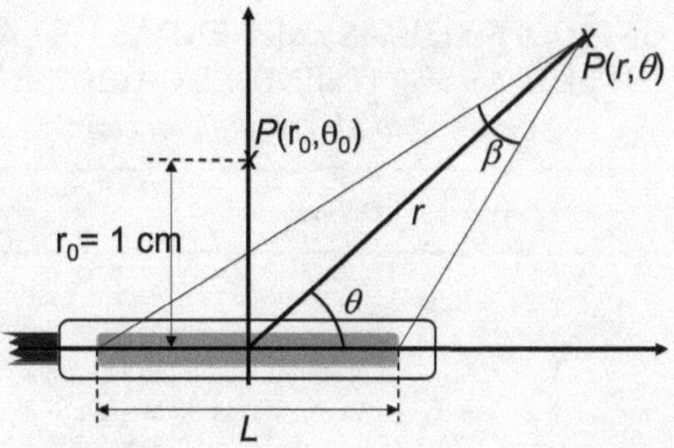

Fig. 1. Sistema de coordenadas polares elegido como sistema de coordenadas de referencia para el formalismo aplicado en el Informe TG-43 de la AAPM. El contenido radiactivo de la fuente se muestra en gris (longitud L) rodeado de su encapsulamiento. θ_0 equivale a 90°.

el punto de interés P(r, θ). θ_0 es el ángulo polar de referencia y r_0 es la distancia de referencia desde el centro de la fuente.

El cuadro 2 contiene un resumen de las principales magnitudes físicas empleadas en este código de práctica, incluidas sus unidades características.

CUADRO 2. MAGNITUDES FÍSICAS EMPLEADAS EN LA PRESENTE PUBLICACIÓN, INCLUIDAS SUS UNIDADES CARACTERÍSTICAS *(Las magnitudes físicas que no tienen unidades se indican con "–".)*

Magnitud	Unidades características	Definición breve
$\dot{D}_{\mathrm{W}}(r,\theta)$	$\mathrm{mGy \cdot h^{-1}}$ o $\mathrm{Gy \cdot h^{-1}}$	Tasa de dosis absorbida en agua en el punto de interés P(r, θ)
$\dot{D}_{\mathrm{W,R}}$	$\mathrm{mGy \cdot h^{-1}}$ o $\mathrm{Gy \cdot h^{-1}}$	Tasa de dosis absorbida en agua *en el seno del agua* en el punto de referencia P(r_0, θ_0); $\dot{D}_{\mathrm{W,R}} = \dot{D}_{\mathrm{W}}(r_0,\theta_0)$
δ	keV	Valor de corte de la energía de fotones que se emplea para calcular la tasa de kerma en aire
$F(r, \theta)$	—	Función de anisotropía bidimensional: cociente entre la tasa de dosis a la distancia r y el ángulo θ, alrededor de la fuente, y la tasa de dosis en el eje transversal a la misma distancia r

CUADRO 2. MAGNITUDES FÍSICAS EMPLEADAS EN LA PRESENTE PUBLICACIÓN, INCLUIDAS SUS UNIDADES CARACTERÍSTICAS *(Las magnitudes físicas que no tienen unidades se indican con "–".)* (cont.)

Magnitud	Unidades características	Definición breve
$\Phi_{an}(r)$	—	Función de anisotropía unidimensional: cociente entre la tasa de dosis a la distancia *r*, promediada en todo el ángulo sólido (es decir, 4π), y la tasa de dosis a lo largo del eje transversal a la misma distancia *r*
$G_X(r,\theta)$	cm^{-2}	Función geométrica: se considera tanto la ley del inverso del cuadrado como la influencia de la distribución física aproximada del radionucleido en la distribución de dosis. El subíndice *X* designa a P o a L en función de si se escoge la fuente puntual o una aproximación de fuente lineal, respectivamente
$g_X(r)$	—	Función de dosis radial: caracteriza la tasa de dosis a la distancia *r* de la fuente a lo largo del plano transversal en relación con la tasa de dosis a la distancia de referencia r_0, sin tener en cuenta los efectos de decaimiento geométrico de dosis modelados a partir de la función geométrica. El subíndice *X* designa a P o a L en función de si se escoge la fuente puntual o una aproximación de fuente lineal, respectivamente
$\dot{K}_\delta(d)$	$mGy\cdot h^{-1}$	Tasa de kerma en aire a la distancia *d* de la fuente, en el vacío, debido a fotones de energía mayor que δ
$\dot{K}_{\delta,R}$	$mGy\cdot h^{-1}$	Tasa de referencia de kerma en aire: tasa de kerma en aire, en el vacío, a una distancia de referencia de 1 m del centro de la fuente, a lo largo del plano transversal de la fuente, debido a fotones de energía mayor que δ
k_{TP}	—	Factor de corrección por la densidad del aire
k_{leak}	—	Factor de corrección por la corriente de fugas (se utiliza para tener en cuenta todas las señales medidas que no procedan de la fuente objeto de medición)

CUADRO 2. MAGNITUDES FÍSICAS EMPLEADAS EN LA PRESENTE PUBLICACIÓN, INCLUIDAS SUS UNIDADES CARACTERÍSTICAS *(Las magnitudes físicas que no tienen unidades se indican con "–".)* (cont.)

Magnitud	Unidades características	Definición breve
k_{elec}	$A \cdot rdg^{-1}$ o $nC \cdot rdg^{-1}$	Coeficiente de calibración del electrómetro (es decir, "rdg" representa las lecturas de la pantalla del electrómetro)
k_{pol}	—	Factor de corrección por polaridad
k_s	—	Factor de corrección por recombinación de iones
k_{dec}	—	Factor de corrección por la desintegración de la fuente
k_{alti}	—	Factor de corrección por la altitud (además del factor de corrección por la densidad del aire y específico de las fuentes de baja energía)
k_{sm,sm_0}	—	Factor de corrección por el modelo de fuente: se utiliza para tener en cuenta la diferencia entre la respuesta de una cámara de ionización irradiada con el modelo de fuente del laboratorio de calibración sm_0 y la irradiada con el modelo de fuente que emplea el usuario sm. Aunque sm_0 y sm contienen el mismo tipo de radionucleido, se da por sentado que tienen diferente forma. El factor de corrección por el modelo de fuente también depende del tipo de cámara de pozo y del contenedor de la fuente.
Λ	cm^{-2}	Constante de tasa de dosis: tasa de dosis absorbida en el punto de referencia $P(r_0, \theta_0)$ por unidad de S_K, después de haber eliminado los efectos de la función geométrica
Λ_{r_0}	—	Notación que indica que la constante de tasa de dosis se define como la tasa de dosis absorbida en el punto de referencia $P(r_0, \theta_0)$ por unidad de $\dot{K}_{\delta,R}$, después de haber eliminado los efectos de la función geométrica

CUADRO 2. MAGNITUDES FÍSICAS EMPLEADAS EN LA PRESENTE PUBLICACIÓN, INCLUIDAS SUS UNIDADES CARACTERÍSTICAS *(Las magnitudes físicas que no tienen unidades se indican con "–".)* (cont.)

Magnitud	Unidades características	Definición breve
M_{sm}	A	Lectura del dosímetro irradiado con un modelo de fuente *sm*, corregida para tener en cuenta magnitudes de influencia distintas de las del modelo de fuente (por ejemplo, la densidad del aire, la corriente de fugas, el electrómetro, la polaridad y la recombinación de iones)
$M_{sm,\mathrm{raw}}$	A o rdg	Lectura en bruto del dosímetro irradiado con una fuente *sm*, sin corrección para tener en cuenta magnitud de influencia alguna
$N_{\dot{K}_{\delta,\mathrm{R}},sm_0}$	$\mathrm{cGy \cdot h^{-1} \cdot A^{-1}}$	Coeficiente de calibración de la tasa de referencia de kerma en aire medido con el modelo de fuente utilizado para la calibración sm_0
N_{S_K,sm_0}	$\mathrm{cGy \cdot cm^2 \cdot h^{-1} \cdot A^{-1}}$	Coeficiente de calibración de intensidad de kerma en aire medido con el modelo de fuente utilizado para la calibración sm_0
P	kPa	Presión ambiental
RH	%	Humedad relativa ambiental
S_K	$1\ \mathrm{cGy \cdot cm^2 \cdot h^{-1}} = 1\ \mathrm{U}$	Intensidad de kerma en aire: tasa de kerma en aire $\dot{K}_\delta(d)$, en el vacío, debido a fotones de energía mayor que δ a cualquier distancia d del centro de la fuente, en un plano normal bisector transversal al eje longitudinal de la fuente, multiplicada por el cuadrado de la distancia d^2
$t_{1/2}$	d o y	Período de semidesintegración del radionucleido
T	°C	Temperatura ambiente

3.1. TASA DE REFERENCIA DE KERMA EN AIRE E INTENSIDAD DE KERMA EN AIRE

Según la Comisión Internacional de Unidades y Medidas Radiológicas (ICRU) [43, 85 a 87], la RAKR $\dot{K}_{\delta,\mathrm{R}}$ se define como la tasa de kerma en aire debido a fotones de energía mayor que un valor de corte, δ, a una distancia de referencia d_R de 1 m del centro de la fuente, en un plano normal bisector transversal al eje longitudinal de la fuente, corregida por la atenuación y la dispersión del aire, así como por la posible dispersión de fotones de paredes, suelos y techos cercanos, así como de objetos cercanos en la habitación (es decir, en el vacío).

La unidad del SI para la $\dot{K}_{\delta,\mathrm{R}}$ es el $\mathrm{Gy \cdot s^{-1}}$ a 1 m de la fuente, pero para fines de la caracterización de la fuente suele ser más conveniente utilizar $\mathrm{mGy \cdot h^{-1}}$ y $\mathrm{Gy \cdot h^{-1}}$ para las fuentes de braquiterapia de LDR y HDR, respectivamente. El formalismo implícito en la definición de la RAKR equivale al de la definición de la dosis absorbida en agua en RTE [40], y la propia magnitud se define en condiciones de referencia.

Según la definición de la AAPM [37, 79, 81], la intensidad de kerma en aire (AKS) S_K se define como la tasa de kerma en aire $\dot{K}_\delta(d)$ (en el vacío, debido a fotones de energía mayor que δ) a cualquier distancia d del centro de la fuente, en un plano normal bisector transversal al eje longitudinal de la fuente, multiplicada por el cuadrado de la distancia d^2:

$$S_\mathrm{K} = \dot{K}(d)d^2 \tag{1}$$

Las mediciones de la RAKR o la AKS se efectúan a toda distancia mucho mayor que la longitud lineal L de distribución de la radiactividad del núcleo de la fuente. Esto posibilita aplicar la aproximación de la fuente puntual y puede suponerse que d es al menos diez veces mayor que L. La unidad para S_K es $\mathrm{\mu Gy \cdot m^2 \cdot h^{-1}}$ que se representa con el símbolo U donde $1\ \mathrm{U} = 1\ \mathrm{\mu Gy \cdot m^2 \cdot h^{-1}} = 1\ \mathrm{cGy \cdot cm^2 \cdot h^{-1}}$. Las unidades para $\dot{K}_{\delta,\mathrm{R}}$ y S_K son, por tanto, diferentes.

Tanto para $\dot{K}_{\delta,\mathrm{R}}$ como para S_K, el corte de energía δ se define para excluir los fotones de baja energía o contaminantes, ya que estos aumentan la tasa de kerma en aire sin contribuir significativamente a la dosis absorbida a profundidades de interés clínico (es decir, >1 mm en el tejido). Los fotones de baja energía normalmente suelen originarse en las capas externas de la cápsula metálica de la fuente como resultado de la interacción entre el blindaje y la radiación emitida por el núcleo de la fuente (por ejemplo, rayos X característicos). Los valores para

δ dependen de la aplicación clínica prevista y suelen ser de 5 keV y 10 keV en las fuentes emisoras de fotones de baja y alta energía, respectivamente.

La diferencia física entre estas dos magnitudes es que $\dot{K}_{\delta,\mathrm{R}}$ siempre se define a 1 m, mientras que S_K incorpora la distancia y la ley del inverso del cuadrado que se aplican a una fuente puntual isotrópica. Esta diferencia es importante, ya que en algunos casos la distancia de medición d_m difiere de la distancia de referencia de d_R = 1 m. En tal caso, se aplica un factor de corrección determinado por la ley del inverso del cuadrado a la distancia de medición según la ecuación siguiente:

$$\dot{K}_{\delta,\mathrm{R}} = \dot{K}_\delta\left(d_\mathrm{m}\right)\left(\frac{d_\mathrm{m}}{d_\mathrm{R}}\right)^2 \tag{2}$$

3.2. DOSIS ABSORBIDA EN AGUA Y CONSTANTE DE TASA DE DOSIS

Según el formalismo señalado en el informe TG-43 (y actualizaciones) de la AAPM [79 a 83], la conversión de S_K a la tasa de dosis absorbida en agua en el punto de referencia P(r_0, θ_0), $\dot{D}_{\mathrm{W,R}} = \dot{D}_\mathrm{W}\left(\mathrm{r}_0,\theta_0\right)$ se obtiene multiplicando S_K por la constante de tasa de dosis Λ, que se define como la tasa de dosis absorbida en agua en el punto de referencia por unidad de S_K según la ecuación siguiente:

$$\Lambda = \frac{D_\mathrm{W}\left(\mathrm{r}_0,\theta_0\right)}{S_\mathrm{K}} \tag{3}$$

De modo similar, en las mismas condiciones de referencia, $\dot{K}_{\delta,\mathrm{R}}$ puede convertirse en $\dot{D}_{\mathrm{W,R}}$ empleando la constante de tasa de dosis Λ_{r_0} [88], que se define como sigue:

$$\Lambda_{\mathrm{r}_0} = \frac{D_\mathrm{W}\left(\mathrm{r}_0,\theta_0\right)}{\dot{K}_{\delta,\mathrm{R}}} \tag{4}$$

Λ y Λ_{r_0} son características del radionucleido y del modelo de fuente concretos. Para las fuentes de fotones el punto de referencia se especifica normalmente a una distancia r_0 = 1 cm a lo largo del plano transversal de la fuente (θ_0 = 90º) (véase en la figura 1 el sistema de coordenadas de referencia). Los datos de uso mayoritario para las constantes de tasa de dosis de las principales fuentes disponibles en el mercado en el momento en que se redacta este informe pueden obtenerse en las referencias [23, 79 a 83]. La unidad para Λ suele ser cm^{-2} mientras que Λ_{r_0} es adimensional. Los datos de las fuentes que en la actualidad cumplen los requisitos de la AAPM también pueden obtenerse en línea en el Registro de Fuentes de Braquiterapia de Houston de la AAPM/IROC [89]. Los datos de fuentes también pueden consultarse en otros recursos en línea [90, 91].

3.3. MAGNITUDES DE CALIBRACIÓN RECOMENDADAS

En la presente sección se indican las magnitudes recomendadas para caracterizar la intensidad de las fuentes de braquiterapia a las que se refiere este código de práctica. Todos estos tipos de fuentes pueden calibrarse utilizando una cámara de ionización reentrante, o de pozo, con un contenedor específico para posicionar la fuente en el centro de la cámara.

3.3.1. Fuentes radiactivas emisoras de fotones

La ICRU recomienda la RAKR $\dot{K}_{\delta,\mathrm{R}}$[43, 85 a 87] como magnitud de referencia para especificar la energía de las fuentes radiactivas emisoras de fotones. La AAPM y el Instituto Nacional de Normas y Tecnología (NIST) recomiendan la AKS S_{K} [37, 79, 81]. La magnitud S_{K} se incluye actualmente en la mayoría de los SPT disponibles para realizar los cálculos de distribución de dosis.

3.3.2. Fuentes radiactivas emisoras beta

A diferencia de las fuentes radiactivas emisoras de fotones, la intensidad de las fuentes emisoras beta no se especifica en función de S_{K} o $\dot{K}_{\delta,\mathrm{R}}$. La magnitud recomendada para especificar la intensidad de las fuentes emisoras beta es la tasa de dosis absorbida en agua a una distancia de referencia r_0 en el seno del agua desde la superficie externa de la fuente $\dot{D}_{\mathrm{W}}(\mathrm{r}_0)$, a lo largo del eje de simetría de la fuente. La distancia de calibración de referencia recomendada para las fuentes de BIVT es $\mathrm{r}_0 = 2$ mm [28]. Aun cuando sea difícil hacer mediciones a esta corta distancia, esta se elige considerando la penetración poco profunda, la pertinencia para las aplicaciones clínicas y la dificultad de determinar con exactitud la dosis en la superficie de las fuentes [87].

3.4. DESINTEGRACIÓN NUCLEAR: REFERENCIAS PARA LOS PERÍODOS DE SEMIDESINTEGRACIÓN, LA FECHA Y LA HORA

Un período de semidesintegración incorrecto $t_{1/2}$ o su actualización inadecuada han sido en el pasado las principales causas de errores y de mala administración del tratamiento en braquiterapia [11, 12, 92]. De hecho, se recomienda calcular la actividad de la fuente con exactitud y mantenerla actualizada con arreglo a la fecha y la hora de una medición o tratamiento realizado, ya que la tasa de dosis administrada al paciente es proporcional a esta.

3.4.1. Períodos de semidesintegración de referencia

El período de semidesintegración es específico para cada radionucleido y es fundamental para determinar la actividad de la fuente en el momento del tratamiento. Se pueden obtener datos de referencia del $t_{1/2}$ en la literatura científica [93 a 97] y en los recursos disponibles en línea [98 a 102]. Los períodos de semidesintegración recomendados de algunos de los radionucleidos que se utilizan en braquiterapia figuran en el cuadro 3. Para la conversión de unidades de años (y) a días (d), se aplica el factor 365,242198 d y^{-1} y se redondea cuando procede [103].

CUADRO 3. PERÍODOS DE SEMIDESINTEGRACIÓN RECOMENDADOS PARA LOS RADIONUCLEIDOS QUE SE EMPLEAN EN BRAQUITERAPIA

Radionucleido	Nombre del elemento	Número atómico Z	Principal tipo de desintegración empleado para braquiterapia	Período de semidesintegración $t_{1/2}$
Co 60	Cobalto	27	γ	1925,21 ± 0,29 d [95]
Sr 90	Estroncio	38	β	28,80 ± 0,07 y [95]
Ru 106	Rutenio	44	β	371,5 ± 2,5 d [97]
Pd 103	Paladio	46	γ	16,991 ± 0,019 d [99, 100]
I 125	Yodo	53	γ	59,388 ± 0,028 d [96]
Cs 131	Cesio	55	γ	9,689 ± 0,016 d [99, 100]
Cs 137	Cesio	55	γ	30,05 ± 0,08 y [95]
Ir 192	Iridio	77	γ	73,827 ± 0,013 d [94]

CUADRO 4. REPRESENTACIÓN RECOMENDADA PARA LA FECHA Y HORA LOCALES (según la referencia [104])

	Fecha calendario	Hora del día
Formato ampliado	AAAA-MM-DD	h:m:s
Formato específico (por ejemplo, 24 de noviembre de 2010, 21 horas, 5 minutos y 30 segundos)	2010-11-24	21:05:30

Nota: Dígito empleado para representar caracteres en el componente de la escala de tiempo: A: año calendario; M: mes calendario; D: día calendario; h: hora; m: minuto; s: segundo

3.4.2. Norma en relación con la fecha y la hora de referencia

Como la fecha y la hora son fundamentales para evaluar correctamente la actividad actual de la fuente, es importante emplear una norma adecuada para definirlas. Con este propósito, la Organización Internacional de Normalización (ISO) publicó la norma 8601:1-2019 a fin de proporcionar una convención coherente para la representación numérica de fechas y horas, y su intercambio entre países [104]. La representación recomendada para las fechas y horas del día figura en el cuadro 4. La norma recomendada para la hora es el tiempo universal coordinado (UTC), que es la que se utiliza habitualmente en el mundo y de la que se deriva la hora local.

4. INSTRUMENTOS

4.1. SISTEMA DOSIMÉTRICO DE CÁMARA DE IONIZACIÓN REENTRANTE, O DE POZO

Como se examina más adelante en esta publicación, el método recomendado para medir la intensidad de las principales fuentes de braquiterapia se basa en el uso de una cámara de ionización reentrante, o de pozo, normalmente conocida como *cámara de pozo*. Se considera que el sistema de dosimetría en braquiterapia es la combinación de los siguientes componentes:

a) una cámara de pozo abierta;
b) un contenedor de fuente para posicionar la fuente dentro de la cámara de pozo;
c) un electrómetro, y
d) un cable de extensión (si se requiere).

Más adelante se describe cada uno de estos componentes. Puesto que una parte importante del sistema de dosimetría constituye también un método para comprobar la constancia de la cámara de pozo, en la sección 8.5 se recomiendan otros accesorios y métodos que pueden utilizarse.

El sistema debe ser almacenado en un lugar adecuado (sobre todo atendiendo a la seguridad y el control ambiental) y solo debería utilizarlo personal autorizado. En el presente código de práctica también se recomienda llevar el equipo de medición a la instalación antes de efectuar la medición, ya que se requiere tiempo para que el dosímetro se equilibre con el medio ambiente. Las cámaras de pozo son más pesadas y de mayor tamaño que otros dispositivos más pequeños de medición, como las cámaras de ionización de dedal y, por tanto, requieren en general plazos más prolongados para que se equilibren. El sistema necesita un período de calentamiento antes de comenzar las mediciones. Los usuarios deberían remitirse al manual pertinente para consultar los tiempos de calentamiento recomendados.

4.1.1. Cámara de pozo

Se recomienda utilizar el mismo tipo de cámaras de pozo que las que se emplean para las aplicaciones de dosimetría en braquiterapia y que pueden utilizarse para determinar la intensidad de las fuentes de braquiterapia de LDR y HDR. Se recomienda que solo se utilicen cámaras de pozo con venteo (abiertas). Las cámaras selladas no se recomiendan para realizar mediciones, ya que con el tiempo pueden comenzar a presentar fugas, que pueden modificar sus coeficientes de calibración. Concretamente, las cámaras de pozo presurizadas que se utilizan por lo general en aplicaciones de medicina nuclear no deben emplearse para mediciones de braquiterapia porque tienen configuraciones de calibración para radionucleidos de medicina nuclear y no para fuentes de braquiterapia y dan lecturas en unidades de actividad. El uso de una cámara proveniente de un establecimiento de medicina nuclear también puede producir la contaminación del contenedor o la cámara de la fuente.

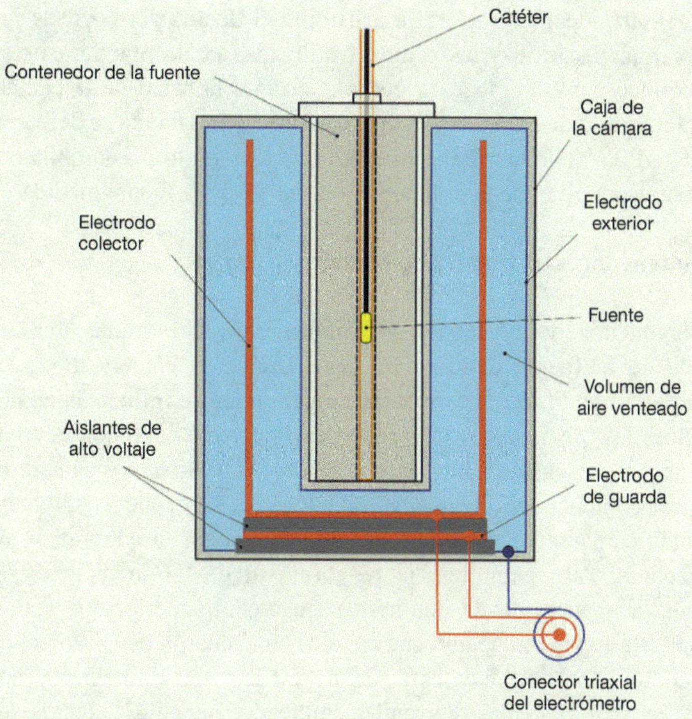

Fig. 2. Corte transversal de un diseño genérico de una cámara de pozo. Las cámaras de pozo reales de distintos fabricantes podrían tener un aspecto diferente. Con las semillas de LDR se emplea un contenedor de fuente diferente sin catéter.

La figura 2 muestra un esquema transversal de una cámara de pozo típica. Se observa una pared cilíndrica exterior de la cámara con una pared interior que delimita una apertura para insertar y posicionar la fuente dentro del pozo a una distancia del fondo de la cámara. Para conseguir esto también se incluye en el esquema un contenedor de fuente extraíble. Esta cámara de pozo tiene tres electrodos, como otras cámaras de ionización. El cable triaxial está conectado a un electrómetro que mide la corriente de ionización y suministra alto voltaje entre el electrodo colector central y el electrodo exterior. El electrodo de guarda se encuentra entre el electrodo exterior y el colector, y está separado de ambos por un aislante de alto voltaje. El potencial eléctrico del electrodo de guarda siempre es el mismo que el que suministra el electrodo colector para que la carga recolectada no se fugue al medio ambiente a través del aislante. El gradiente de voltaje entre el electrodo exterior y el colector define la señal de carga (negativa o positiva) recolectada con el electrómetro.

Una cámara ideal no mostraría sensibilidad dentro del pozo de la fuente de braquiterapia, pero todas las cámaras utilizadas en la práctica suelen tener lo que se conoce como "ubicación óptima" en que la señal de la cámara es la máxima. La longitud de la ubicación óptima, que en una fuente se define como la anchura total al 95 % de la señal máxima, tiene que ser lo más amplia posible y ciertamente más amplia que la dimensión más larga de la fuente medida.

4.1.2. Contenedores de fuentes de cámara de pozo

El contenedor de la fuente se emplea para determinar una posición reproducible de la fuente dentro de la cavidad de la cámara. Puesto que el contenedor de la fuente forma parte de las magnitudes de influencia en la cadena de calibración, las mediciones siempre deben llevarse a cabo con el contenedor apropiado hecho por el fabricante para ese modelo de fuente y cámara de pozo concretos. Los contenedores del mismo modelo no siempre pueden intercambiarse entre distintas cámaras de pozo porque, de otro modo, la calibración de estas se verá afectada. Para garantizar la repetibilidad de las mediciones, algunos contenedores de fuentes llevan una marca en la cara superior que debe rotarse para armonizarla con el etiquetado que aparece en el cuerpo de la cámara de pozo.

Los contenedores de fuentes de HDR y LDR son diferentes y no deben mezclarse. El material más corriente empleado para los contenedores de fuentes de HDR es el metacrilato polimetílico o un metal de bajo valor Z. En algunos casos se añade un aislante térmico de baja masa (usualmente espuma de poliestireno) [105]. Alrededor del tubo central de aluminio, el aislante mantiene el equilibrio térmico entre el volumen del colector de iones y la fuente durante la medición, ya que la actividad más alta de las fuentes de HDR puede generar calor. En el caso de semillas de LDR, el contenedor de la fuente se compone de un tubo plástico central fijado a un marco de baja masa y bajo valor Z para posicionar las semillas uniformemente en el centro de la cámara de pozo.

4.1.3. Electrómetros, cables y conectores

El electrómetro se utiliza para medir la corriente y la carga de ionización. Por lo general los electrómetros disponen de modalidades diferentes, como los de recolección de carga continua e independiente. Algunos electrómetros modernos son dispositivos que detectan corrientes, y no cargas, y por tanto, quizás sea preferible medir la corriente. En consecuencia, es importante conocer la modalidad de medición más adecuada para el electrómetro que se utilice.

Tal vez sea posible determinar la polaridad del voltaje de polarización que proporciona el electrómetro, de modo que la cámara de pozo pueda operarse con el mismo gradiente de voltaje entre el electrodo (colector) interno y el electrodo externo que se utilizó durante la calibración realizada en el laboratorio de calibración. Si el usuario de la cámara de pozo mide la misma señal de carga/corriente (negativa o positiva) que se midió en el laboratorio de calibración, no es necesario aplicar un factor de corrección por polaridad.

También es importante que el voltaje del electrómetro pueda modificarse, de modo que pueda determinarse el factor de corrección por recombinación de iones, k_s (es decir, la inversa de la eficiencia de recolección de los iones) [36, 106].

Otros parámetros importantes de interés para la elección de electrómetros son el intervalo y resolución de la medición de la corriente/carga, la linealidad y la deriva del cero. Se recomienda que el electrómetro conectado a la cámara de ionización sea adecuado para mediciones de corrientes de ionización de hasta 200 nA para las fuentes de HDR y tenga una resolución en el nivel de femtoamperios para fuentes de LDR. La mayoría de electrómetros comerciales con que se cuenta actualmente cumple estos requisitos, aunque, en el caso de instrumentos más antiguos, puede ser necesario efectuar ensayos y análisis para verificar el cumplimiento.

4.1.4. Conectores y cable de extensión

Una parte importante del conjunto de medición son el electrómetro y los conectores de cámara de pozo. Con mucha frecuencia se acumula polvo en la parte interior del conector. Su limpieza debería realizarse periódicamente, o siempre que haya señales de desviaciones o fugas. Después de la inspección visual del conector, puede aplicarse aire comprimido seco sin aceite para eliminar el polvo y los contaminantes.

En muchos casos se requiere un cable de extensión para conectar la cámara de pozo y el electrómetro; para garantizar la operación correcta del cable se realiza una inspección visual adicional y comprobaciones de fugas.

4.2. CÁMARAS DE IONIZACIÓN DE POZO DE REFERENCIA

Los detectores empleados para la calibración de fuentes de braquiterapia deben cumplir un nivel mínimo de rendimiento para que la operación del instrumento no repercuta negativamente en el procedimiento de medición. Se han diseñado requisitos para las cámaras de ionización de referencia utilizadas para la RTE [107 a 109] y, por tanto, es apropiado plantear requisitos parecidos para las cámaras de pozo.

4.2.1. Requisitos para las cámaras de pozo de referencia

a) Abiertas: solo se recomiendan cámaras no selladas ni presurizadas para las mediciones de braquiterapia.

b) Tamaño del pozo: La cámara debe ser suficientemente grande para alojar la fuente que vaya a medirse y tener unas dimensiones aproximadas de 4π con el fin de reducir al mínimo el impacto de la orientación rotacional de la fuente dentro del pozo. En una fuente esto implica que el pozo tenga una profundidad de por lo menos 100 mm y un diámetro de cerca de 30 mm.

c) Corriente de fugas: Las fugas se definen como las señales medidas en ausencia de una fuente dentro del pozo de la cámara de ionización. Es más probable que sea de naturaleza eléctrica (es decir, la corriente de fugas surge entre los conductores dentro de la cámara de ionización, el cable conector o el electrómetro), pero también puede deberse a fuentes de radiación externas (a causa de la alta sensibilidad de la cámara). En cualquier caso, se recomienda que la señal de fuga sea inferior al 0,1 % de la lectura obtenida con la fuente presente (para una fuente de HDR/PDR). Si no hay ninguna fuente en su lugar, se recomienda que la corriente de fugas sea de <50 fA sin una gran variación positiva y negativa.

d) Ubicación óptima y longitud de la ubicación óptima (respuesta en posición axial): Considerados ya los contenedores de fuente estándar y la simetría cilíndrica del diseño de la cámara, la única variable asociada con la ubicación óptima es la posición longitudinal desde el fondo del pozo. Aunque, intuitivamente, se llegara a la conclusión de que la posición de la ubicación óptima es constante, puede haber alguna variabilidad de una fuente a otra. La longitud de la ubicación óptima, que se define para una fuente única como el ancho completo al 95 % de la señal máxima, tiene que ser tan grande como sea posible y se recomienda que sea mayor de 50 mm. Se recomienda una longitud mínima de la ubicación óptima de 30 mm, o una longitud mayor que la dimensión más larga de la fuente que se mida. Para los trenes de semillas puede requerirse una longitud mayor de la ubicación óptima de 100 mm como mínimo.

e) Recombinación de iones y correcciones de polaridad: En general la recombinación de iones y las correcciones de polaridad no son significativas en la medición de las fuentes de braquiterapia emisoras de fotones. Se recomienda que la recombinación de iones sea inferior al 0,2 %. La corrección de polaridad no se requiere si el usuario opera la cámara de pozo con la misma configuración de voltaje y polaridad que se empleó en el laboratorio de calibración.

f) Magnitud de la señal (volumen sensible) e intervalo dinámico: Estos dos componentes están vinculados en el sentido de que ambos están en función del volumen de detección sensible de la cámara y las características del electrómetro. Para un instrumento de referencia se desea un sistema único que pueda medir las fuentes de HDR y LDR con exactitud similar. Esto se logra por lo general con un volumen de recolección de la cámara de ionización de aproximadamente 200 cm^3 (a presión normal, 101,325 kPa) combinado con un electrómetro capaz de medir corrientes en el intervalo de 200 pA a 200 nA con exactitud y precisión semejantes. Además, los electrómetros tienen pantallas digitales. Es indispensable una resolución mínima del 0,1 % de la lectura típica para evitar errores de digitalización que repercutan en la medición.

g) Respuesta de energía: En el intervalo de energía de los fotones emitidos por fuentes radiactivas, un detector ideal no mostraría sensibilidad en relación con la energía de calibración. Un diseño de cámara abierta a la atmósfera posee las paredes finas necesarias para reducir al mínimo la atenuación de los fotones de baja energía. Sin embargo, en vista de la variación de la respuesta en función de la energía, no es posible descartar la dependencia de esta. Para las cámaras abiertas, con una pared fina interior, la dependencia de la energía no tendrá un efecto significativo en la medición, ya que se recomiendan el uso de coeficientes de calibración específicos para los distintos modelos de fuentes. En las cámaras de paredes más gruesas es preciso que el usuario realice una caracterización más completa para que las posibles pequeñas variaciones de una fuente a otra no se amplifiquen por la alta atenuación debida al espesor de las paredes.

h) Sensibilidad ambiental: El efecto de los parámetros ambientales (es decir, temperatura T, presión P, humedad relativa RH) sobre los cambios de densidad del aire se tiene en cuenta aplicando métodos estándar para las cámaras de ionización. La humedad ambiental puede causar efectos importantes (variación en corriente de fugas, estabilidad mecánica (aumento de volumen), etc.). El efecto de la humedad relativa en las cámaras de pozo se ha investigado [110] y la respuesta de una cámara de referencia no debería variar en más del 0,3 % para el intervalo de $15\ \% < RH < 80\ \%$.

i) Repetibilidad a corto plazo: Tras el período de calentamiento recomendado, una cámara ideal no mostraría ninguna variación en respuesta a las inserciones secuenciales de una fuente determinada de braquiterapia. Cualquier variación de la señal en función del tiempo, distinta de la originada por la desintegración de la fuente, repercutirá en la medición. Esto se ha investigado ampliamente en las cámaras de ionización cilíndricas y de placas paralelas empleadas en RTE, pero son escasos los datos para las cámaras de pozo. No obstante, es razonable que se utilicen características parecidas a las que figuran en las referencias [107, 111], que se suponga que la señal de la cámara de ionización se estabilice en 10 minutos y que la diferencia entre las lecturas iniciales y de equilibrio no sea superior al 0,5 %. Después de la estabilización, se recomienda que la repetibilidad a corto plazo se encuentre dentro del 0,1 %. La repetibilidad puede significar varias cosas, pero en este caso se refiere a la desviación estándar de un conjunto de lecturas repetidas de una fuente en posición fija y cuando se desplaza hacia atrás y hacia adelante. En la dosimetría en BT de LDR puede ser mayor la desviación estándar asociada a la repetibilidad a corto plazo.

j) Estabilidad a largo plazo: Las cámaras de pozo con mantenimiento adecuado llevan años demostrando gran estabilidad en su respuesta, con una desviación estándar en los coeficientes de calibración de repetibilidad inferiores al 0,15 % en las fuentes de ^{192}Ir de HDR [112, 113]. Se recomienda que la estabilidad de respuesta del electrómetro se encuentre dentro del 0,2 % en dos años [59, 114].

k) Contenedor de la fuente: El contenedor de cada modelo de fuente es una parte fundamental del sistema de dosimetría en braquiterapia. Únicamente puede considerarse que son instrumentos de referencia y que funcionan correctamente aquellas cámaras de pozo que cuenten con el contenedor de fuente adecuado para la fuente medida. El binomio conformado por la cámara de ionización de pozo y el contenedor de la fuente se calibran en cada modelo de fuente concreto. En las cámaras de pozo con contenedores de fuente universales en que el catéter de plástico flexible o la aguja de acero debe presionarse hacia el orificio central del contenedor de la fuente, el catéter o la aguja pasa a formar parte del sistema secundario de calibración. El certificado de calibración debería contener una descripción de la disposición de medición empleada en el laboratorio de calibración. Es indispensable que la cámara de pozo se utilice con los accesorios equivalentes. El uso de distintos tipos de contenedores de fuentes o catéteres o agujas podría invalidar el coeficiente de calibración indicado en el certificado de calibración.

4.2.2. Cámaras de pozo de referencia disponibles

Sobre la base de los requisitos mencionados en la sección anterior, se ha determinado que las cámaras de que se dispone actualmente que pueden considerarse instrumentos de referencia son las que figuran en el cuadro 5. Estas cámaras son adecuadas para su uso en laboratorios de calibración y hospitales.

Las cámaras de pozo de mayor longitud activa, como la Standard Imaging IVB 1000, se diseñaron concretamente para la medición de la intensidad de largos trenes de fuentes que suelen encontrarse en el caso de las fuentes intravasculares. Sus propiedades en cuanto a volumen, sensibilidad, respuesta en posición axial y

CUADRO 5. ESPECIFICACIONES TÉCNICAS DE CÁMARAS DE POZO DE REFERENCIA SUMINISTRADAS POR LOS FABRICANTES

	Standard Imaging IVB 1000	Standard Imaging HDR 1000 Plus	PTW 33005 Sourcecheck$^{4\pi}$	PTW 33004[a,b,c]
Volumen activo (cm^3)[d]	475	245	116	164
Voltaje típico de polarización (V)	300	300	400	400
Sensibilidad nominal[e]	2,1 pA U^{-1} (Cs 137) 2,2 pA U^{-1} (Ir 192 de HDR) 2,4 pA U^{-1} (Ir 192 de LDR) 4,3 pA U^{-1} (I 125) 2,3 pA U^{-1} (Pd 103)	2,0 pA U^{-1} (Cs 137) 2,1 pA U^{-1} (Ir 192 de HDR) 2,3 pA U^{-1} (Ir 192 de LDR) 4.3 pA U^{-1} (I 125) 2,1 pA U^{-1} (Pd 103)	125 fA MBq^{-1} (Ir 192) 65 fA MBq^{-1} (I 125)	120 fA MBq^{-1} (Ir 192)
Respuesta axial típica[f]	±0,3 % en 100 mm	±0,5 % en 25 mm	<3 % en ±17,5 mm (Ir 192) <3 % en ±20 mm (I 125)	<3 % en ±17,5 mm (Ir 192) <3 % en ±19,5 mm (Co 60)
Estabilidad	0,2 % en 2 años	0,2 % en 2 años	≤±1 % por año	≤±1 % por año
Corriente de fugas (fA)	<50	<50	≤50	<500

[a] Se distribuye también por Nucletron/Elekta como sistema de dosimetría de fuentes (SDS) 077.09X.

[b] No está disponible en la red comercial.

[c] En esta cámara de pozo se han descubierto algunos comportamientos imprevistos, incluido un importante volumen de detección no deseado. El detector puede utilizarse como instrumento de transferencia para la calibración de la fuente; no obstante, se recomienda tomar precauciones apropiadas para su uso óptimo [115].

[d] Venteo a la atmósfera.

[e] $1\ U = 1\ \mu Gy \cdot m^2 \cdot h^{-1}$.

[f] Alrededor de la ubicación óptima de la cámara de pozo y a lo largo de su eje central.

localización del punto axial de máxima respuesta de la cámara, son diferentes de las que poseen las cámaras de pozo diseñadas para fuentes únicas.

Entre las cámaras fabricadas con anterioridad y que podrían seguir en servicio, que se considera que cumplen los requisitos se incluye, entre otras, la PTW 33004, que también se distribuye con el nombre Nucletron SDS Type 077.09X. Sus especificaciones técnicas figuran en el cuadro 5. Otras cámaras pueden considerarse también de referencia si puede demostrarse que cumplen los requisitos anteriores en cuanto a su funcionamiento.

Se recomienda que los fabricantes de cámaras de pozo proporcionen al usuario la siguiente información sobre sus productos:

a) la dimensión del volumen activo y si se ventea a la atmósfera;
b) el intervalo de medición expresado en RAKR (o S_K) de cada posible radionucleido que pudiera medirse;
c) el intervalo de voltaje de polarización;
d) los requisitos sobre el ambiente de trabajo (temperatura, presión, humedad relativa);
e) las principales características eléctricas (por ejemplo, la sensibilidad, las fugas, la estabilidad, los cables y la conexión de los cables), y
f) los modelos de fuentes y las características principales de los contenedores de fuentes, así como la distancia aproximada de la ubicación óptima de la base del pozo de la cámara.

4.2.3. Puesta en servicio de las cámaras de pozo

Con los modelos enumerados en el cuadro 5 no es necesario determinar el comportamiento de una cámara de pozo en particular con respecto a los requisitos mencionados en la sección 4.2.1. Ahora bien, aun así es necesario llevar a cabo mediciones para la puesta en servicio a fin de tener la certeza de que el detector funciona según lo previsto y es adecuado para su propósito. Es importante observar que no se requieren todos los ensayos antes de utilizar el sistema de cámara/electrómetro/contenedor. Por ejemplo, no es realista establecer una repetibilidad a largo plazo antes de poner en servicio el sistema; no obstante, esa supervisión debe formar parte de los procedimientos de control de calidad (CC) en curso del LSCD o el hospital (sección 8.5). Por otra parte, las cámaras de pozo se pondrán en servicio de manera independiente para todos los tipos diferentes de fuentes que se empleen en la calibración y el entorno clínico.

El cuadro 6 contiene una lista de las pruebas de puesta en servicio recomendadas para la cámara de pozo y los niveles de tolerancia conexos [116]. Los resultados de las pruebas efectuadas deberían ser coherentes con las características proporcionadas por el fabricante, sobre todo si los niveles de

CUADRO 6. PRUEBAS DE PUESTA EN SERVICIO PARA CÁMARAS DE POZO Y NIVELES DE TOLERANCIA CONEXOS PARA LAS CÁMARAS DE REFERENCIA (LOS RESULTADOS DE LAS PRUEBAS EFECTUADAS TAMBIÉN DEBERÍAN SER COHERENTES CON LAS CARACTERÍSTICAS PROPORCIONADAS POR EL FABRICANTE)

Prueba	Nivel de tolerancia
Integridad mecánica Puede verificarse mediante comprobación física; las imágenes radiográficas del sistema también podrían ayudar a detectar posibles daños internos o conexiones de cables sueltas.	Ningún daño ni conexiones de cables sueltas; orificio de venteo libre.
Corriente de fugas Debería medirse con el método descrito en la sección 8.2.3.4. El cable de extensión también se verificará si se emplea en condiciones normales de medición. Debido a la baja corriente de ionización de las fuentes de LDR, se recomienda que no se utilice ningún cable de extensión para esas fuentes.	<0,1 % de la señal para una fuente de HDR/PDR; <1 % para una fuente de LDR.
Longitud de la ubicación óptima Para su cuantificación, se seguirá el procedimiento para determinar la ubicación óptima (véase la sección 8.2.1).	>3 cm (o más longitud que la de la fuente medida) para fuentes de braquiterapia de HDR/PDR/LDR.
Recombinación de iones Debería medirse con la fuente alojada en la ubicación óptima empleando el método descrito en la sección 8.2.3.7.	≤0,2 % para las fuentes de braquiterapia de HDR/PDR/LDR.
Efecto de polaridad Debería medirse con la fuente alojada en la ubicación óptima empleando el método descrito en la sección 8.2.3.6.	Si la cámara se opera con el mismo voltaje de polarización y el gradiente de voltaje utilizado durante la calibración en el laboratorio de calibración, el usuario no tendrá que aplicar la corrección por polaridad. Esto solo se requiere si el voltaje de polarización y el gradiente de voltaje tienen signos opuestos en comparación con las configuraciones usadas en el laboratorio de calibración.

CUADRO 6. PRUEBAS DE PUESTA EN SERVICIO PARA CÁMARAS DE POZO Y NIVELES DE TOLERANCIA CONEXOS PARA LAS CÁMARAS DE REFERENCIA (LOS RESULTADOS DE LAS PRUEBAS EFECTUADAS TAMBIÉN DEBERÍAN SER COHERENTES CON LAS CARACTERÍSTICAS PROPORCIONADAS POR EL FABRICANTE) (cont.)

Prueba	Nivel de tolerancia
Repetibilidad a corto plazo Puede cuantificarse como la desviación estándar de un mínimo de diez mediciones de carga, con la fuente alojada en la misma posición durante el mismo tiempo de permanencia (véase la sección 8.4). Se requieren dos tipos diferentes de pruebas: a) Se repiten las mediciones y la fuente no se extrae entre una medición y otra. b) Se repiten las mediciones y la fuente se extrae y se coloca/transfiere de nuevo entre una medición y otra.	<0,1 % para una fuente de HDR/PDR[a]; <1 % para una fuente de LDR[a].

[a] Los valores de tolerancia se aplican a ambas pruebas: a) y b).

tolerancia del fabricante son más estrictos que los que se comunican. Si se superan los límites establecidos se habrán de realizar más pruebas.

Como prueba de puesta en servicio adicional, a efectos de crear más confianza en que el sistema funciona debidamente, se recomienda medir la intensidad de la fuente aplicando el coeficiente de calibración conocido de la cámara de pozo puesta en servicio. La intensidad de la fuente medida debería compararse con la que se indica en el certificado de la fuente, y corregirse teniendo en cuenta la desintegración radiactiva. Se recomienda normalmente una diferencia de <3 % para las fuentes de HDR/PDR y de <5 % para las semillas de LDR[1]. Se recomienda investigar las discrepancias mayores. La intensidad de la fuente medida y la intensidad de la fuente especificada en el certificado de la fuente deberían coincidir dentro de las incertidumbres expandidas ($k = 2$).

En otras publicaciones se proporcionan detalles sobre la puesta en servicio de los electrómetros [117]. En lo que respecta a las cámaras no incluidas en el cuadro 5, se debería realizar una investigación más exhaustiva para determinar su

[1] Se recomienda el promedio de la RAKR medida de al menos 5 semillas de LDR.

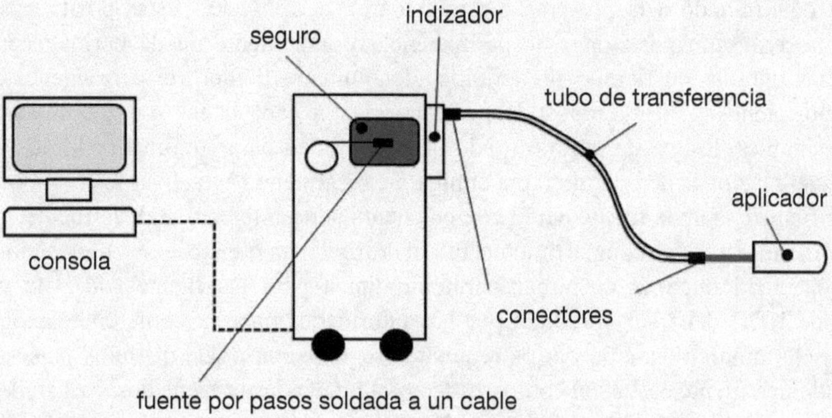

Fig. 3. Esquema simplificado de equipo de braquiterapia de HDR conectado a un aplicador (cilíndrico).

comportamiento en relación con su clase de referencia y, por tanto, su idoneidad para la determinación de la RAKR.

4.3. EQUIPO DE BRAQUITERAPIA DE HDR

El equipo de carga diferida de braquiterapia de HDR es un sistema controlado por computadora que puede llevar una fuente de alta actividad (por ejemplo, 370 GBq de ^{192}Ir o 74 GBq de ^{60}Co) de un compartimento blindado a un punto específico en un aplicador y luego retraer la fuente al compartimento tras un período de permanencia predeterminado. El equipo de carga diferida se opera desde una consola controlada por computadora y algunos fabricantes ofrecen paneles de control adicionales con pantallas táctiles para operar el aparato y llevar a cabo tareas con facilidad y rapidez (véase la figura 3). Una importante función complementaria de la consola de control es mantener el valor de intensidad de la fuente actualizado y compatible con la intensidad real de la fuente instalada.

En el equipo de carga diferida que utiliza tecnología de desplazamiento de la fuente, una fuente única, por lo general de láser, soldada en un extremo a un cable, se desplaza en posiciones programadas previamente mediante los aplicadores. Un conector del equipo de carga diferida dirige el cable de la fuente desde el compartimento blindado a las aperturas/canales situados en la cara frontal de la unidad. Pueden conectarse al equipo de carga diferida varios tubos de transferencia (por ejemplo, hasta 40). La computadora lleva la fuente desde el compartimento blindado en el equipo de carga diferida a través de un canal determinado a la posición programada en el aplicador. Estas posiciones se conocen como posiciones de permanencia y una fuente puede permanecer en ellas durante un tiempo predefinido, denominado tiempo de permanencia. Las posiciones y los tiempos de permanencia en cada canal son totalmente programables, lo que da un alto grado de flexibilidad para administrar la dosis en las aplicaciones de braquiterapia clínica. Se recomienda actualizar los tiempos de permanencia de la fuente para tener en cuenta la desintegración de la fuente.

El material del compartimento blindado de la fuente suele ser tungsteno. La capacidad máxima de almacenamiento típica para las fuentes de ^{192}Ir y ^{60}Co de HDR debe ser aprobada por las autoridades para su comercialización y se determina en función de los requisitos reglamentarios de distintos países. Cuando una fuente está en el compartimento blindado, las tasas de dosis a 1 m de distancia del cabezal de la unidad son <1 μSv/h y <10 μSv/h para las fuentes de ^{192}Ir y ^{60}Co, respectivamente.

Antes de cada ocasión en la que el cable de la fuente vaya a extenderse, el motor del sistema de desplazamiento llevará un cable de comprobación (con una fuente de prueba en su extremo) al canal programado para verificar la integridad del sistema. A partir del aumento de la fricción en el desplazamiento del cable, este sistema puede detectar si un tubo de transferencia o aplicador están obstruidos o comprimidos. Para los aplicadores de extremo cerrado, la fuente de comprobación llegará a la primera posición de permanencia posible y se extenderá algo más para detectar el extremo del aplicador. Esta verificación adicional se realiza para comprobar posibles errores en la configuración de la posición de permanencia más distal de la fuente.

En ciertas condiciones de avería, por ejemplo, si el motor del sistema de desplazamiento no retrae la fuente, un motor de emergencia de corriente directa de alto par retraerá la fuente.

Los equipos de carga diferida de HDR de diversos fabricantes tienen características distintas, por ejemplo:

a) La fuente se desplaza distalmente hacia atrás, ya sea desde la posición más distal en el aplicador o, comenzando desde la posición más proximal, hacia la última posición de permanencia programada. La velocidad de la fuente puede ser de hasta 0,5 a 0,6 m s^{-1}.
b) El intervalo de posiciones de permanencia en que la fuente puede ubicarse en un aplicador/catéter (por ejemplo, un intervalo de al menos de 400 mm).
c) El número de posiciones de permanencia que pueden definirse, la distancia entre las posiciones de permanencia y los tiempos de permanencia (por ejemplo, pueden definirse en incrementos de 0,1 s en el intervalo de 0,1 a 999,9 s por posición de permanencia).

d) El número de extensiones y retracciones garantizadas de la fuente. Por lo general, las fuentes de ^{60}Co pueden utilizarse diez veces más que las de ^{192}Ir.

El funcionamiento correcto de los componentes que se indican a continuación garantiza la seguridad del equipo de carga diferida:

a) Sistema/motor de retracción independiente de respaldo para casos de avería del sistema primario de retracción.
b) Manivela manual adicional para retraer la fuente en emergencias.
c) Sistema de medición para detectar la retracción de la fuente al compartimento blindado con un detector de radiaciones integrado en la unidad (conectado a un indicador visual y audible) y, al menos, o bien detectores de movimiento de la fuente o bien interruptores/barreras fotoeléctricas.
d) Sistema de monitorización adicional e independiente para inspeccionar la habitación.
e) Temporizador secundario, codificadores para detectar el movimiento y verificar la posición de la fuente.
f) Botones de emergencia en buen estado en la consola y en las paredes dentro y fuera de la habitación.
g) Enclavamientos de puertas.
h) Acceso a la consola de control protegido por contraseña y llave de seguridad física.

También debería disponerse de un detector de radiación portátil como parte adicional importante del sistema de seguridad, ya que posibilita comprobar de manera independiente la retracción de la fuente después de la irradiación.

Los tubos de transferencia son tubos de plástico propios de cada fabricante que, cuando se fijan a un conector o al canal de un equipo de carga diferida, se utilizan para transferir la fuente desde el compartimento blindado a los aplicadores para la irradiación. En las mediciones de intensidad de la fuente, los tubos son fundamentales para conectar el equipo de carga diferida al contenedor de la fuente colocado dentro de la cámara de pozo. Por tanto, los tubos de transferencia y los contenedores de fuentes son una parte integral importante en la cadena de medición de intensidad de la fuente de braquiterapia. En los entornos clínicos, además del contenedor de la fuente, debería mantenerse un tubo de transferencia específico y exclusivo para la dosimetría de la fuente.

En ambos extremos de un tubo de transferencia hay un conector que permite un montaje seguro adecuado. Algunos tubos de transferencia llevan un cojinete que bloquea el recorrido de la fuente si no está montado el aplicador. En algunos casos, la conexión se cifra para evitar la posibilidad de que en el sistema se produzcan errores de conexión. La exactitud de posicionamiento de la fuente depende de la integridad del tubo. Algunos tubos de transferencia permiten pequeños ajustes de longitud.

Durante las mediciones los tubos se mantienen lo más rectos posible desde el conector del equipo de carga diferida hasta el aplicador, ya que si se doblan pueden dañarse. Después de extraerlos del equipo de carga diferida, para evitar que se doblen y se dañen, los tubos pueden almacenarse extendidos en posición horizontal o colgándolos verticalmente en un soporte especialmente diseñado para ellos.

La prueba de aceptación del equipo de braquiterapia de HDR verifica que la unidad de tratamiento cumple las normas de seguridad y los requisitos reglamentarios específicos en la sala de tratamiento y control (por ejemplo, las características de seguridad mecánica y eléctrica del sistema, los enclavamientos de seguridad, las propiedades del blindaje, las funciones de emergencia, exploración radiológica del equipo de carga diferida). Además, el procedimiento de aceptación verifica que los parámetros medidos satisfacen los requisitos que por contrato debe cumplir el fabricante (por ejemplo, la exactitud de la posición, la exactitud cronométrica, o la integridad y la actividad de la fuente).

Después de la aceptación, debe llevarse a cabo la puesta en servicio general del nuevo equipo de braquiterapia de HDR. Se recomienda repetir el procedimiento de puesta en servicio en caso de que el equipo o el programa informático del sistema de braquiterapia se actualicen de manera sustancial. Tanto en los LSCD como en los hospitales, las etapas importantes de puesta en servicio comprenden, entre otras, las siguientes:

a) elaboración de procedimientos operativos y de GC/CC;
b) GC del equipo de braquiterapia de HDR, incluida la verificación de la aplicación correcta del factor de corrección por la desintegración de la fuente en la consola de tratamiento, y
c) capacitación del personal correspondiente.

En otras referencias puede obtenerse información sobre la forma de poner en práctica un amplio programa de GC [10, 37, 118 a 123].

4.4. INSTRUMENTOS DE MEDICIÓN DE LA DENSIDAD DEL AIRE Y LA HUMEDAD RELATIVA

En todas las cámaras de ionización de aire abiertas a la atmósfera es necesario considerar las variaciones de densidad o humedad del aire dentro del volumen sensible. Puesto que en general no es posible llevar a cabo una medición directa, se estima suficientemente exacto medir los parámetros análogos, concretamente, la temperatura de la cubierta de la cámara de pozo y la humedad del aire circundante. Para obtener una medición aceptable de la temperatura del aire dentro del volumen sensible, la sonda de temperatura debe colocarse dentro del pozo sin el contenedor de la fuente o cerca de la parte exterior de la cubierta de la cámara de pozo. Basta con medir en una sola ocasión la temperatura ambiente de una habitación solo si la cámara de pozo está en equilibrio térmico completo con esa habitación, algo que es difícil de verificar y que, por tanto, no se recomienda. Las mismas recomendaciones se aplican tanto para los LSCD como para las situaciones clínicas por dos motivos:

a) la amplia disponibilidad de sensores de temperatura, presión y humedad exactos y asequibles, y
b) la uniformidad del equipo que funciona con un alto grado de exactitud y precisión garantiza que la incertidumbre de las correcciones por la densidad del aire constituya una fracción muy pequeña de la incertidumbre total y es poco probable que tenga algún efecto si se compara con los resultados de diferentes instituciones.

Se pueden utilizar los instrumentos siguientes:

a) Temperatura: Se recomienda una exactitud de medición de temperatura de 0,2°C (que dé por resultado una incertidumbre debida a k_T de menos del 0,1 %). Los termistores miniaturizados o componentes de platino pueden adquirirse fácilmente y proporcionan esta exactitud necesaria. Dadas las preocupaciones ambientales y sanitarias relacionadas con los dispositivos que contienen mercurio, no se recomiendan los termómetros de mercurio.
b) Presión: Se recomienda que todos los sensores de presión tengan una exactitud de 0,1 kPa, lo que asegura que la incertidumbre debida a k_p sea menor del 0,1 %. Se pueden adquirir fácilmente barómetros digitales exactos[2] y, por tanto, no son necesarios los barómetros de mercurio. Para la medición de la presión del aire, no se requiere que el barómetro esté instalado en la habitación en que se toman las mediciones de la fuente siempre y cuando se encuentre cerca e idealmente a casi la misma altura. La ecuación de la

[2] Cabe señalar que algunos teléfonos inteligentes contienen un sensor de presión no calibrado que puede resultar útil para comprobar un barómetro calibrado. Los casos de que se tiene conocimiento indican que puede obtenerse un nivel de rendimiento con márgenes de error del 0,1 %. No obstante, la falta de calibración de ese dispositivo presupone que solo se utilizará como medio de comprobación. El usuario habrá de verificar su rendimiento antes de utilizarlo para cualquier comprobación secundaria de GC.

presión ($p = \rho gh$) puede utilizarse para pequeñas correcciones de altitud (por ejemplo, de la planta de un edificio a otra).

c) Humedad relativa: En general, no se necesita una medición muy exacta de la humedad y se recomienda una exactitud del 5 % de *RH*. En general, los valores de humedad se utilizan con más frecuencia cuando se trata de una decisión de "todo o nada" (es decir, para asegurar que la humedad relativa del aire en la habitación en que se utilizará la cámara de ionización se encuentre entre límites aceptables (entre el 20 % y el 70 % de *RH*)). Para esta medición puede emplearse cualquier dispositivo adecuado y que pueda calibrarse. Se prevé que el intervalo de medición del higrómetro comprenda al menos del 15 % al 80 % de *RH*.

Según la norma ISO/IEC17025 [124], todo el equipo que afecte las actividades de calibración debe contar con calibración trazable. En el contexto de la dosimetría en braquiterapia, esto se aplica generalmente a la cámara de pozo y el electrómetro, pero no siempre a los sensores conexos, como los medidores de temperatura y presión. El presente código de práctica recomienda que los termómetros y barómetros se sometan a calibraciones periódicas con trazabilidad a patrones primarios. La frecuencia con que debe realizarse la recalibración la determina la experiencia y depende del tipo de instrumento empleado [125]. El intervalo de calibración puede ser más amplio en los higrómetros [88]. Como orientación general, no cabe esperar que sea necesario recalibrar antes de dos años, pero se recomienda hacer comprobaciones anuales (por ejemplo, mediante la comparación con instrumentos secundarios de comprobación o mediante el intercambio con una institución afín).

5. MARCO DE LA DOSIMETRÍA

La necesidad de mediciones de dosis de radiación exactas se hace evidente en los usos médicos de la radiación, en particular en la radioterapia. La calibración periódica del equipo de dosimetría ha sido una práctica común en la RTE [40, 126]. La situación ha sido diferente en la braquiterapia, en la que anteriormente la calibración era una práctica infrecuente. Los fabricantes suministran las fuentes de braquiterapia con un certificado de la fuente y, en muchos casos, esos valores se han utilizado directamente para dar tratamiento a los pacientes. Ahora bien, esto no se considera apropiado y es necesario hacer una verificación independiente. En la dosimetría de los pacientes el objetivo es lograr un grado adecuado de exactitud y que la incertidumbre de la intensidad de la fuente sea menor del 3 % (k = 2) [18, 19]. Esto puede conseguirse solo si se utilizan dosímetros calibrados para las mediciones.

5.1. CLASIFICACIÓN DE INSTRUMENTOS Y PATRONES

Los instrumentos pueden clasificarse según las categorías siguientes, que están adaptadas de la lista que figura en la referencia [127]:

a) Patrón primario: Instrumento de la máxima calidad metrológica que posibilita determinar las unidades de una magnitud física determinada y que no se refiere a otros patrones de la misma magnitud. La exactitud se ha verificado mediante comparación con patrones de la misma magnitud que mantienen otras instituciones que participan en el sistema internacional de mediciones (SIM).
b) Patrón secundario: Instrumento de precisión comprobada y estabilidad a largo plazo que tiene una calibración con trazabilidad a un patrón primario de la misma magnitud física que se va a medir.
c) Patrón nacional: Patrón reconocido por una autoridad nacional como base para asignar valores a todos los patrones de determinada magnitud en un país.
d) Patrón de trabajo: Instrumento de la más alta calidad metrológica disponible en un lugar determinado, que se emplea de manera rutinaria para calibrar equipo de medición. Sobre todo, por el hecho de que las mediciones con patrones primarios son complicadas y consumen mucho tiempo, no siempre son factibles para calibraciones rutinarias de fuentes y cámaras de braquiterapia en los LPCD. Por tanto, los patrones de trabajo también se utilizan en los LSCD para calibraciones rutinarias [36].

5.2. EL SISTEMA INTERNACIONAL DE MEDICIONES

Según el Vol. N1 GSR Part 3 de la *Colección de Normas de Seguridad, Radiation Protection and Safety of Radiation Sources: International Basic Safety Standards* [42], la calibración de todos los dosímetros empleados para la dosimetría de pacientes y de los que se utilizan para la calibración de fuentes deberían contar con trazabilidad a un laboratorio de calibración dosimétrica. El SIM es la infraestructura técnica y administrativa que garantiza que las mediciones se puedan realizar con la exactitud adecuada para el propósito que se persigue [128]. Los patrones empleados para las calibraciones deberían contar con trazabilidad al Sistema Internacional de Unidades (SI) y pueden ser secundarios o primarios. Este mecanismo internacional de trazabilidad se representa esquemáticamente en la figura 4. Si un país no cuenta con un patrón nacional de referencia, este necesita tramitar el acceso a tales patrones en otro país.

La figura 4 muestra la difusión de la trazabilidad de un patrón de braquiterapia a partir de los LPCD que proporcionan servicios de calibración a LSCD o fabricantes. La Oficina Internacional de Pesas y Medidas (BIPM) no ofrece actualmente servicios de calibración para braquiterapia, pero su evaluación de la tasa de referencia de kerma en aire se toma como valor clave de referencia para la comparación. Los LPCD y LSCD comparan sus patrones periódicamente de modo que se confirme que coinciden dentro de sus incertidumbres declaradas. Se recomienda a los usuarios que no dependan directamente de los valores dosimétricos de un fabricante, sino que confirmen que sus mediciones cuentan con trazabilidad a un LPCD.

El proceso de trazabilidad que ha de seguir el usuario varía si se utilizan semillas de LDR o una fuente de HDR/PDR. El usuario que emplee una fuente de equipo de carga diferida de HDR debería contar con una cámara de ionización de pozo con calibración trazable realizada por un LSCD o un LPCD (figura 4). El valor de la RAKR (o AKS) consignado en el certificado de la fuente es solo indicativo para fines de reglamentación. En el caso de las semillas de LDR (figura 5) para las aplicaciones clínicas habituales se utilizan alrededor de 100 semillas. Se recomienda al usuario medir el 10 % o al menos 10 semillas con una cámara de ionización de pozo calibrada y comparar los resultados con el valor del fabricante. El valor medido por el usuario y el declarado por el fabricante no deberían diferir más del 5 %; de no ser así, el usuario debería consultar con el fabricante y el radioncólogo [25].

5.2.1. Función de los LPCD

Los LPCD desempeñan una función importante en la cadena de calibración. Determinan la magnitud y la difunden a los LSCD y los usuarios finales. Los LPCD realizan la calibración del equipo de dosimetría adecuado, como las cámaras de pozo, aunque también de fuentes radiactivas. En 2020 había 13 institutos nacionales de metrología o institutos designados (10 LPCD y 3 LSCD), los que prestan servicios de calibración de braquiterapia en función de la RAKR consignada en la base de datos de comparaciones clave de la BIPM [129]. En la sección siguiente se presenta una explicación más pormenorizada de los patrones primarios y su difusión.

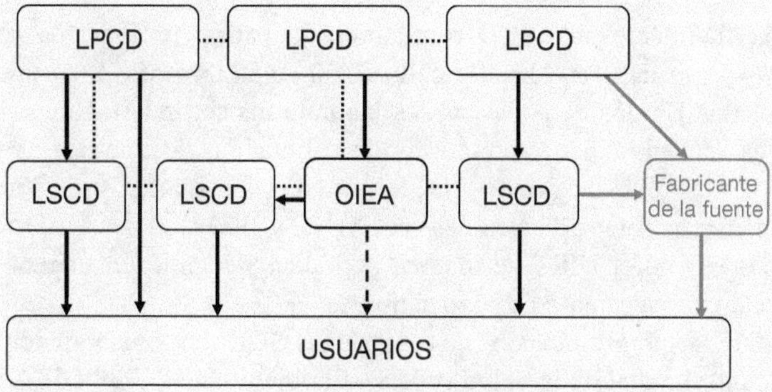

Fig. 4. Representación simplificada del SIM para la dosimetría de braquiterapia de HDR. Las flechas negras continuas representan las cadenas típicas de calibración, y las líneas de puntos indican comparaciones de patrones primarios y secundarios. La flecha discontinua indica una calibración excepcional de un instrumento de usuario realizada por el OIEA si un país posee recursos limitados y no dispone de calibraciones de braquiterapia. Las flechas grises representan la calibración de la fuente proporcionada por su fabricante.

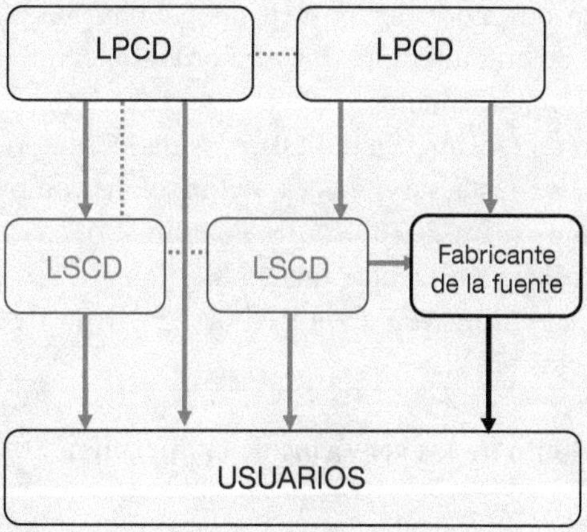

Fig. 5. Representación simplificada del SIM para la dosimetría en braquiterapia de LDR. Las flechas grises indican las calibraciones y las líneas de puntos indican comparaciones de patrones primarios y secundarios. La flecha negra representa la cadena típica de calibración de la fuente proporcionada por su fabricante.

5.2.2. Función de los LSCD

En el mundo solo hay 10 LPCD que ofrecen calibración en función de la RAKR (o S_K) y no se bastan para prestar servicio a todos los usuarios finales. La función de los LSCD es colmar este vacío y calibrar los aparatos de los usuarios finales. Normalmente un LSCD resguardará el patrón nacional de referencia de ese país y prestará servicios de calibración en su territorio o en una región. En los Estados Unidos de América, los laboratorios secundarios de calibración dosimétrica se denominan laboratorios de calibración dosimétrica acreditados (ADCL). En el país hay tres ADCL que prestan servicios de calibración en braquiterapia para aplicaciones de LDR y HDR. Los ADCL realizan comparaciones con el NIST de manera periódica y mantienen fuentes de cada radionucleido y una cámara de pozo calibrada.

El OIEA ha establecido una red de LSCD en colaboración con la Organización Mundial de la Salud (OMS). El objetivo de la Red OIEA/OMS de LSCD es, por un lado, crear y mantener los vínculos entre los usuarios finales, los LSCD y el SIM y, por el otro, lograr la compatibilidad de las mediciones, labor a la que contribuyen los códigos de práctica del OIEA. En 2020 había 86 miembros y 16 miembros afiliados en la Red de LSCD [130].

Según el informe anual de la Red OIEA/OMS de LSCD, hay 28 LSCD que ofrecen servicios de calibración en braquiterapia. No obstante, solo cuatro LSCD proporcionaron realmente calibraciones en 2016. Según una encuesta realizada en 2017, la mayoría de ellos solo poseen una cámara de pozo calibrada y no cuentan con fuentes de braquiterapia *in situ*. Por tanto, con frecuencia se realizan calibraciones internas en hospitales.

El Laboratorio de Dosimetría del OIEA es un laboratorio central de la Red de LSCD, y el OIEA presta servicios de calibración, comparación y auditoría a los Estados Miembros. En 2020 el OIEA suministró servicios de calibración de patrones de referencia utilizando fuentes de ^{192}Ir y ^{60}Co de HDR y fuentes de ^{137}Cs de LDR. En el sitio web de la Red de LSCD puede obtenerse una lista actualizada de servicios [131].

5.2.3. Reconocimiento de los servicios de calibración

Además de mantener un servicio de calibración en funcionamiento, los laboratorios de calibración tendrán sistemas de calidad apropiados y procedimientos definidos para las labores de calibración. Los profesionales que trabajan en los laboratorios de calibración (radiometrólogos) tendrán formación específica para calibrar aparatos de braquiterapia [130]. El LSCD demostrará su capacidad participando regularmente en comparaciones y auditorías, y contratando exámenes externos para contar con pruebas justificativas de los servicios de calibración que presta.

El Comité Internacional de Pesas y Medidas (CIPM) ha establecido un acuerdo de reconocimiento mutuo [132, 133], que sirve de guía para obtener una aprobación internacional de los mecanismos de calibración y medición. Los países partes en la Convención del Metro, la organización intergubernamental que hace posible que los Estados Miembros actúen en acuerdo con respecto a todos los asuntos asociados a las unidades de medición, pueden lograr reconocimiento internacional en el marco del acuerdo de reconocimiento mutuo del CIPM. El laboratorio de dosimetría debe participar en las comparaciones de mediciones pertinentes, contar con sistemas de gestión de calidad (SGC), y que esos sistemas se hayan examinado y hayan recibido un dictamen favorable.

La Carta de LSCD del OIEA establece los requisitos mínimos para los LSCD que deseen incorporarse como miembros a la Red OIEA/OMS de LSCD. También, en este caso, los LSCD han de proporcionar calibraciones trazables, estimar incertidumbres, participar en comparaciones y demostrar la calidad de sus mediciones mediante un sistema de gestión de calidad en consonancia con la norma ISO/IEC 17025 [124].

La norma internacional ISO/IEC 17025 [124] contiene los requisitos generales con respecto a la competencia de los laboratorios de ensayos y calibración. La norma contiene un conjunto de requisitos pertinentes con el fin de que los laboratorios de calibración demuestren su competencia técnica para llevar a cabo las tareas que realizan.

Las comparaciones son una parte importante del SIM. Aun así, solo se han organizado pocas comparaciones clave [134 a 138]. El OIEA presta servicios de comparación de radioterapia, protección radiológica y radiología diagnóstica, pero todavía no de braquiterapia. Solo se ha organizado un evento técnico especial con un ejercicio de comparación. Se alienta a los LSD a que promuevan el establecimiento de comparaciones en función de la RAKR o S_K y auditorías regionales de dosimetría en braquiterapia para asegurar que las mediciones dosimétricas en braquiterapia sean congruentes en todos los distintos centros de radioterapia.

5.2.4. Función del fabricante

En braquiterapia la función del fabricante es suministrar fuentes radiactivas que tengan una intensidad coherente con la del pedido hecho por el usuario. También provee el certificado de la fuente radiactiva (véase la sección 8.6). Para las aplicaciones de HDR, el fabricante suministrará una fuente con un contenido de actividad que sea aproximado al encargado por el usuario, pero es responsabilidad del usuario medir su intensidad y proporcionar la RAKR o S_K al SPT. Los fabricantes de las fuentes radiactivas tienen una función diferente que desempeñar en cuanto a las fuentes de LDR. Como se utiliza un gran número de fuentes y es posible que el usuario no las mida todas, el fabricante suministrará las fuentes con una intensidad uniforme. El fabricante considerará todos los demás aspectos que puedan ser útiles para el usuario. En todos los casos es necesario que los fabricantes establezcan y luego mantengan la trazabilidad a la red metrológica internacional de todas las fuentes de braquiterapia. Un ejemplo de confirmación de la trazabilidad puede ser un procedimiento anual para suministradores de fuentes de LDR semejante al sistema que se aplica en América del Norte [88]. En todos los casos, existe la posibilidad de que se cometan errores si el usuario final no realiza una verificación independiente de la RAKR o S_K, que se recomienda llevar a cabo con un instrumento calibrado trazable. En aras de que mantengan la congruencia en los valores de las fuentes, también se recomienda a los fabricantes que dispongan de un instrumento calibrado trazable.

6. ESTABLECIMIENTO Y DIFUSIÓN DE MAGNITUDES DE CALIBRACIÓN

En la sección siguiente se aporta información sobre el establecimiento de las magnitudes recomendadas. Dado que las magnitudes se difunden principalmente mediante el uso de cámaras de pozo, se presenta información concreta sobre la calibración del sistema de dosimetría de esas cámaras. También se examina la cuestión relativa a la solicitud y la frecuencia de calibración, así como la información recogida en el certificado de calibración.

6.1. ESTABLECIMIENTO DE PATRONES PRIMARIOS DE CALIBRACIÓN

Tras la publicación del documento IAEA-TECDOC-1274, *Calibration of Photon and Beta Ray Sources Used in Brachytherapy: Guidelines on Standardized Procedures at Secondary Standards Dosimetry Laboratories (SSDLs) and Hospitals* [36] en 2002, muchos institutos nacionales de metrología (INM) han elaborado y establecido nuevos patrones primarios de braquiterapia para utilizar magnitudes de referencia como la tasa de kerma en aire, la intensidad de kerma en aire y la dosis absorbida en agua. Estos instrumentos en la cima de la cadena de calibración son de la máxima calidad metrológica. Para las aplicaciones de braquiterapia, se emplean para calibrar los dosímetros de patrones secundarios, por ejemplo, en las cámaras de ionización de pozo. La cadena de calibración y la difusión de las unidades físicas de los LPCD a los usuarios finales, a través de los LSCD, se han analizado en la sección 5. Las aplicaciones de braquiterapia pueden administrarse con exactitud en los entornos clínicos gracias a que los usuarios finales (los centros de radioterapia y los fabricantes de fuentes) utilizan dosímetros calibrados trazables para medir la intensidad de las fuentes de braquiterapia.

Se han fabricado, o se están desarrollando, distintos tipos de instrumentos de patrones primarios para poder medir fuentes gamma selladas para braquiterapia de LDR y HDR, fuentes de rayos X miniaturizadas de braquiterapia electrónica y aplicadores oftálmicos (fuentes beta). La serie de conceptos de diseño diferentes para los patrones primarios de braquiterapia con que se cuenta actualmente proporciona un sólido sistema para la caracterización de las fuentes de braquiterapia en todo el mundo.

Durante la última década algunos de estos dispositivos se han comparado entre sí mediante comparaciones clave de carácter internacional organizadas por la BIPM. En esta etapa solo se han hecho comparaciones para la medición de la tasa de referencia de kerma en aire de las fuentes de braquiterapia de ^{192}Ir de HDR: BIPM.RI(I)-K8, APMP.RI(I)-K8 y EURAMET.RI(I)-S8. Los resultados de estas comparaciones clave y complementarias se están publicando en la base de datos de comparaciones clave (KCDB) de la BIPM [139].

El apéndice II contiene una reseña detallada de las técnicas de medición de patrones primarios que se utilizan actualmente en los SIM, que van desde medidas ionométricas a calorimétricas hasta patrones de dosimetría química. Para obtener más información técnica sobre instrumentos específicos se alienta a los lectores a que se remitan a las publicaciones científicas que figuran en la lista de referencias.

6.2. CALIBRACIÓN DEL SISTEMA DE DOSIMETRÍA DE CÁMARA DE POZO

El método recomendado para medir la intensidad de las principales fuentes de braquiterapia se basa en el uso de un sistema calibrado de cámara de pozo. El electrómetro puede calibrarse como un sistema con la cámara de pozo, o por separado. En una calibración como sistema, la cámara de pozo conectada al electrómetro se calibra al mismo tiempo, como un sistema, y en la calibración por componentes la cámara y el electrómetro se calibran de manera independiente y la calibración general se calcula a partir de la calibración de la cámara y del electrómetro.

Los cables de extensión pueden fijarse de manera permanente en la instalación y, por tanto, no siempre es posible incluirlos en el sistema completo que se envía a calibración. En tales casos, podrían utilizarse otros medios para comprobar la integridad o las fugas de los cables de extensión de la cámara, permitiendo que el electrómetro se conecte directamente a la cámara; se recomienda repetir las comprobaciones como parte de un procedimiento de

GC periódico (por ejemplo, anual). Este procedimiento de GC también puede aplicarse mediante un proceso redundante [140], es decir, realizando una comparación de al menos dos cámaras de pozo.

Aunque los sistemas de dosimetría de cámara de pozo tienen una estabilidad a largo plazo demostrada [36, 38, 112], se recomienda realizar una recalibración periódica (por ejemplo, cada dos o tres años) [25, 37, 88, 113, 141 a 143], o en caso de que una comprobación de estabilidad a largo plazo indique derivas en la respuesta de la cámara (sección 8.5). Esta recomendación está en consonancia con los requisitos del equipo de RTE [40]. También se recomienda la recalibración cuando el usuario sospeche que esté dañado un componente del sistema de dosimetría, o después de cualquier reparación de un componente del sistema de dosimetría que pudiera haber modificado su funcionamiento.

6.2.1. Calibración del sistema de dosimetría de cámara de pozo de los LSCD

El sistema de dosimetría de cámara de pozo de los LSCD (es decir, el patrón secundario), debería calibrarse en relación con un patrón primario adecuado en un LPCD. Si el LSCD no tiene fácil acceso a un LPCD, su cámara de pozo también puede calibrarse en otro LSCD, en el ADCL o en el Laboratorio de Dosimetría del OIEA, siempre que este laboratorio cuente con trazabilidad a un LPCD. De manera ideal, la calibración de la cámara de pozo se realizará para cada modelo de fuente, *sm*, que se espera que el LSCD utilice para calibrar con posterioridad las cámaras de pozo de usuarios finales. Sin embargo, en la práctica esto no es posible, ya que normalmente solo puede obtenerse trazabilidad para una fuente específica y, por tanto, habrá que aplicar un factor de corrección por el modelo de fuente. El contenedor específico de una fuente para la cámara de pozo y el modelo de fuente empleado deben elegirse en consecuencia.

La calibración de la cámara de pozo en un LPCD se realiza en dos etapas. Al inicio, la intensidad de la fuente de braquiterapia situada en la instalación de irradiación del LPCD se mide con un patrón primario partiendo de los principios básicos. Seguidamente, la fuente medida se utiliza para calibrar las cámaras de pozo de patrón secundario.

En el caso extraordinario en que no sea viable que los LSCD envíen sus cámaras de pozo a los LPCD para recalibraciones periódicas que abarquen todo el intervalo de diferentes radionucleidos, puede mantenerse la trazabilidad comprobando la calibración de la cámara de pozo con las fuentes de calibración de período largo (por ejemplo, ^{241}Am o ^{137}Cs; véase la sección 8.5.1) y aplicando un procedimiento adecuado de control de calidad. Para comprobar la constancia de una cámara de pozo, se requiere una fuente de ^{241}Am para abarcar el espectro de energía de los fotones de baja energía y una fuente de ^{137}Cs para el espectro de los fotones de alta energía. Si en la respuesta de la cámara para cada una de las dos fuentes de comprobación se observan diferencias menores al 0,5 %, puede suponerse que se han mantenido constantes los coeficientes de calibración de la cámara de pozo para las fuentes de energía de alta y baja energía correspondientes, y el intervalo de calibración podrá ampliarse a un máximo de seis años. No obstante, la práctica óptima sería recalibrar la cámara de pozo cada dos o tres años, como se menciona en la sección 6.2.

El mismo procedimiento se emplea si se aplica un sistema de medición redundante con dos o más cámaras de pozo (véase la sección 8.5.1).

6.2.2. Calibración del sistema de dosimetría de cámara de pozo de hospitales

El LSCD debería disponer de una fuente de HDR como mínimo para la calibración de cámaras de pozo. Los LSCD podrían decidirse a comprar su propio equipo de carga diferida a distancia con un modelo de fuente específico o realizar calibraciones con un equipo de carga diferida de HDR instalado en un hospital. Para este último caso quizás sea necesario adoptar otras medidas de GC antes de cualquier calibración para verificar el comportamiento del equipo de carga diferida. En ambos casos se recomienda que se aplique el factor de corrección por el modelo de fuente k_{sm,sm_0} si el modelo de fuente que emplea el usuario difiere del utilizado para calibrar la cámara de pozo del LSCD.

Se recomienda que todas las mediciones y calibraciones con fuentes de ^{192}Ir de HDR y PDR en los LSCD se realicen dentro de un intervalo de tiempo razonable (menos de un año) después de que se reciba una nueva fuente de actividad ~0,4 TBq del fabricante de la fuente para conseguir tasas de dosis semejantes a las que por lo general se miden en el entorno clínico. Los intercambios de fuentes de ^{60}Co de HDR pueden tener lugar con menos frecuencia, preferiblemente en un plazo de menos de 10 años.

En el LSCD se dispondrá de una selección de todos los tipos de semillas de braquiterapia de LDR de baja energía que se espera que utilicen sus usuarios finales. Como alternativa, los usuarios finales podrían comprar sus propias fuentes de LDR de baja energía y enviarlas al LSCD para calibración, siempre que la cámara de pozo se haya calibrado en el LSCD para ese tipo de fuente. El valor más bajo de incertidumbre en la calibración puede obtenerse generalmente con las fuentes inscritas en un registro reconocido[3], ya que esos modelos son objeto de una evaluación periódica para determinar la tasa de kerma en aire, la anisotropía y la coherencia del espectro de energía. Estos tipos de semillas también tienen la ventaja de que pueden consultarse los conjuntos de datos de

[3] Por ejemplo, http://rpc.mdanderson.org/rpc/BrachySeeds/Source_Registry.htm

uso mayoritario que se publican para la determinación de la dosis absorbida en agua. Para otros tipos de semillas no contempladas en un programa de evaluación se requieren mediciones de anisotropía y de espectrometría para su plena caracterización, ya que de lo contrario tendrían que asignarse valores de incertidumbre mucho mayores.

Con las fuentes de calibración de HDR y LDR se recomienda que la intensidad de la fuente sea del mismo orden de magnitud que la intensidad de las fuentes de braquiterapia que el usuario final emplea. Se ha observado que los coeficientes de calibración de algunas cámaras de pozo, como por ejemplo la PTW 33004/Nucletron SDS 077.09x, dependen de la actividad de la fuente [115].

Los electrómetros suelen calibrarse en múltiples puntos, y tienen configuraciones para valores bajos y altos de la carga y la corriente recolectadas. Esta solución posibilita su uso para fuentes de LDR, fuentes de HDR y mediciones de dosis de RTE. Se debería estar atento a las fugas del electrómetro. Algunos electrómetros más antiguos tienen tasas de fuga más altas que pueden interferir en la medición de las fuentes de LDR.

6.3. SOLICITUD DE CALIBRACIÓN DEL SISTEMA DE DOSIMETRÍA

Antes de comenzar la calibración, la clínica debe suministrar alguna información importante al LSCD (o el LSCD al LPCD):

a) Nombre y dirección del establecimiento.
b) Información de contacto (nombre, correo electrónico, teléfono).
c) Tipo de calibración solicitada:
   - la magnitud de calibración;
   - el radionucleido, y
   - el modelo de fuente (opcional).
d) Una lista de todas las piezas que se envían (por ejemplo, cámara de pozo, contenedor de la fuente, electrómetro, cable de extensión y sus números de serie).

Se recomienda empacar adecuadamente todos los componentes para que no se deterioren durante el transporte. Antes de enviar el paquete desde la clínica hacia el LSCD, o desde el LSCD hacia el LPCD, y después de haberlo recibido de vuelta, es importante realizar las siguientes mediciones:

a) comprobación de la estabilidad según uno de los métodos expuestos en la sección 8.5. Esto garantizará que el transporte no afecte a la respuesta del dosímetro [40], y

b) comprobación de la contaminación radiactiva del contenedor de la fuente de la cámara de pozo. Se recomienda aplicar los procedimientos locales para verificar si se produjo contaminación. En la braquiterapia de HDR, como toda la trayectoria de la fuente (es decir, el equipo de carga diferida, el tubo de transferencia y el contenedor de la fuente) está cerrada al medio ambiente exterior y la fuente no está en contacto con el medio ambiente externo, no es necesario comprobar la contaminación de la cámara de pozo y el electrómetro a menos que haya preocupaciones concretas acerca de la contaminación cruzada.

6.4. INFORMACIÓN SUMINISTRADA EN EL CERTIFICADO DE CALIBRACIÓN DEL SISTEMA DE DOSIMETRÍA

En el certificado de calibración del sistema de dosimetría debe indicarse la información siguiente:

a) Información de la cámara de pozo del usuario:
   — nombre del fabricante;
   — modelo, y
   — número de serie.
b) Información del electrómetro del usuario (si se incluye para calibración):
   — nombre del fabricante;
   — modelo;
   — número de serie, e
   — intervalo de medición.
c) Información del contenedor de la fuente:
   — nombre del fabricante;
   — modelo;
   — número de serie/identificador, y
   — tipo de equipo auxiliar (por ejemplo, catéteres de plástico o agujas de acero, si procede) que se utilizarán con el contenedor de la fuente.
d) Fecha de calibración.
e) Información de la fuente de braquiterapia empleada para la calibración:
   — radionucleido;
   — nombre del fabricante;
   — modelo;
   — número de serie;
   — RAKR o AKR y fecha de medición, y
   — factores de corrección por el modelo de fuente (véanse las secciones 7.2 y 8.3).

f) Una breve descripción del procedimiento de calibración y disposición de los experimentos. Trazabilidad al patrón del LPCD y posibilidad de aplicar el factor de corrección por el modelo de fuente.

g) Información sobre los métodos y condiciones de referencia utilizados para la calibración:
   - fecha de calibración;
   - voltaje de polarización normalizado e intervalo de medición aplicado a la cámara de pozo; polaridad del electrodo colector central y el electrodo de guarda con respecto al electrodo exterior;
   - posición de la fuente en la cámara de pozo (es decir, ubicación óptima o posición fija);
   - condiciones ambientales de referencia para:
     - temperatura T_0 (por lo general 293,15 K o 295,15 K);
     - presión atmosférica P_0 (por lo general 101,325 kPa);
     - humedad relativa RH_0 (por lo general 50 %), y
   - las condiciones ambientales actuales de temperatura T, presión atmosférica P y humedad relativa RH.

h) Información sobre los resultados de la calibración:
   - información de si se realiza la calibración de un sistema o componente;
   - en caso de calibración del sistema: coeficiente de calibración de la cámara de pozo $N_{\dot{K}_{\delta,\mathrm{R}},sm_0}$ (o N_{S_K,sm_0} o $N_{\dot{D}_\mathrm{W},sm_0}$), con inclusión de la incertidumbre y su grado de confianza. El coeficiente de calibración del electrómetro k_{elec} equivale a 1 en este caso, y
   - en caso de calibración de componentes: el coeficiente de calibración de la cámara de pozo $N_{\dot{K}_{\delta,\mathrm{R}},sm_0}$ (o N_{S_K,sm_0} o $N_{\dot{D}_\mathrm{W},sm_0}$) y del electrómetro k_{elec} dados por separado, con inclusión de incertidumbres y su grado de confianza.

La unidad de medición para $N_{\dot{K}_{\delta,\mathrm{R}},sm_0}$ o $N_{\dot{D}_\mathrm{W},sm_0}$ suele ser Gy $\mathrm{h^{-1}\,A^{-1}}$, mientras que la unidad de medición para N_{S_K,sm_0} suele ser Gy $\mathrm{h^{-1}\,A^{-1}\,m^2}$. La incertidumbre en el coeficiente de calibración se comunicará como una incertidumbre expandida con un factor de cobertura $k = 2$ que se traduce en una probabilidad de cobertura del 95 % aproximadamente [142].

7. FORMALISMO DOSIMÉTRICO

El formalismo empleado para determinar las magnitudes dosimétricas en braquiterapia es semejante al empleado en el documento TRS-398 [40] para determinar la dosis absorbida en agua en la radioterapia externa y en el documento TRS-457 [41] para determinar el kerma en aire en el radiodiagnóstico. El formalismo dado en este código de práctica se basa en patrones de tasa de kerma en aire (es decir, S_K y $\dot{K}_{\delta,R}$) y tiene validez para las fuentes radiactivas de braquiterapia emisoras de fotones que se analizan en este código de práctica. Una excepción son las fuentes beta, en que la magnitud de calibración recomendada se basa en patrones de dosis absorbida en agua. Con respecto a las fuentes beta, el código de práctica actual se aplica solo a las fuentes de BIVT y excluye los aplicadores y placas oftálmicos. Como en algunos países se han establecido calibraciones de fuentes de fotones basadas en patrones primarios en función de la dosis absorbida en agua, aun cuando su disponibilidad es actualmente limitada [76 a 78], al final de la presente sección también se trata el formalismo basado en $\dot{D}_W$.

7.1. FORMALISMO BASADO EN PATRONES DE LA TASA DE REFERENCIA DE KERMA EN AIRE

La tasa de kerma en aire en el tiempo t, $\dot{K}(t)$, producida en el punto de referencia por la radiación emitida por un modelo de fuente de referencia sm_0 y en ausencia del dosímetro, viene determinada por:

$$\dot{K}(t) = N_{\dot{K},sm_0} M_{sm_0}(t) \tag{5}$$

donde $M_{sm_0}(t)$ es la lectura del dosímetro en el tiempo t en las condiciones de referencia utilizadas en el laboratorio de calibración y corregida para tener en cuenta las magnitudes de influencia, y $N_{\dot{K},sm_0}$ es el coeficiente de calibración del dosímetro expresado en función de la tasa de kerma en aire obtenida en un laboratorio de calibración en condiciones de irradiación de referencia. En la ecuación (5), $\dot{K}$ es un término genérico para la tasa de kerma en aire para una de las magnitudes dosimétricas S_K y $\dot{K}_{\delta,R}$ empleadas en este código de práctica y definidas con anterioridad.

7.1.1. Condiciones de referencia

Las condiciones de referencia están determinadas por un conjunto de valores de magnitudes de influencia para los cuales el coeficiente de calibración $N_{\dot{K},sm_0}$ tiene validez sin necesidad de otras correcciones. Las condiciones de referencia para las calibraciones en función de la tasa de kerma en aire que deben considerarse en la dosimetría en braquiterapia son, por ejemplo, las relacionadas con la temperatura ambiente, la presión y la humedad relativa, la calidad de radiación emitida por la fuente, la disposición espacial de la fuente con respecto al detector, etc. Como las condiciones de la medición normalmente son diferentes de las condiciones de los laboratorios de calibración, es necesario tomar en consideración otros factores de corrección.

7.1.2. Magnitudes de influencia

Las condiciones de referencia se definen mediante un conjunto de valores de magnitudes de influencia para los que el coeficiente de calibración tiene validez sin ninguna otra corrección. Las magnitudes de influencia se definen como magnitudes que no son objeto de la medición, pero que aun así influyen en la magnitud que se mide [40]. Pueden ser de distinta índole como, por ejemplo, la presión atmosférica, la temperatura y la humedad relativa, y pueden derivarse de los instrumentos de dosimetría (por ejemplo, la fuga, la polarización o la recombinación de iones) o pueden ser magnitudes asociadas a la calidad de radiación (por ejemplo, el modelo de fuente).

Durante la medición se mantienen bajo control tantas magnitudes de influencia como sea posible. Sin embargo, hay muchas magnitudes de influencia que no es posible controlar, como la presión atmosférica o las tasas de dosis de fuentes radiactivas. Por tanto, se establecen factores de corrección apropiados para tener en cuenta el efecto de estas magnitudes de influencia. En el supuesto de que las magnitudes de influencia actúen una independientemente de otra, puede aplicarse un producto de factores de corrección k_i a la lectura en bruto $M_{sm_0,\mathrm{raw}}(t)$ según la ecuación siguiente:

$$M_{sm_0}(t) = M_{sm_0,\mathrm{raw}}(t)\prod_i k_i \tag{6}$$

donde cada k_i se relaciona únicamente con la i-ésima magnitud de influencia y $M_{sm_0}(t)$ es la medición corregida.

De modo análogo a lo expuesto en el documento TRS-398 [40], el uso de una calidad de radiación de referencia distinta a la empleada para calibrar el sistema dosimétrico se trató como una magnitud de influencia y no se incluyó entre los factores de corrección k_i anteriores. Por tanto, las mediciones con un modelo de fuente *sm* distinto del modelo de fuente empleado para la calibración, sm_0, se tratan explícitamente mediante el *factor de corrección por el modelo de fuente* k_{sm,sm_0}, que se explica en detalle a continuación.

7.2. FACTOR DE CORRECCIÓN POR EL MODELO DE FUENTE

Puede ocurrir que la cámara de pozo responda de manera distinta a la fuente de calibración de un radionucleido y su encapsulamiento y a otra fuente con la misma intensidad pero de distinto modelo, aun cuando el radionucleido sea el mismo [141, 143, 144]. Se prevén mayores discrepancias si se seleccionan radionucleidos diferentes. Por consiguiente, se utilizan factores de corrección por el modelo de fuente (k_{sm,sm_0}) para tener en cuenta las diferencias entre el modelo de fuente radiactiva sm_0 utilizado en el laboratorio de calibración y el modelo de fuente sm que efectivamente emplea el usuario final. Esas discrepancias también dependen del tipo, modelo y año de fabricación de la cámara de pozo.

Cuando la cámara de pozo se utiliza con un modelo de fuente sm que difiere del utilizado para la calibración, sm_0, la intensidad de la fuente emisora de fotones sm en el tiempo de medición, t, puede determinarse de la manera siguiente:

$$\dot{K}(t) = N_{\dot{K},sm} M_{sm}(t) k_{sm,sm_0} \tag{7}$$

donde $N_{\dot{K},sm_0}$ es el coeficiente de calibración de la cámara de pozo obtenido con el modelo de fuente de referencia sm_0. $M_{sm}(t)$ es la lectura del dosímetro en el tiempo t, realizada con un modelo de fuente sm y corregida para tener en cuenta todas las magnitudes de influencia, y k_{sm,sm_0} es el factor de corrección por el modelo de fuente para tener en cuenta las diferencias entre sm y sm_0. Los valores de k_{sm,sm_0} que se utilizarán en la ecuación (7) solo se aplican a las mediciones de tasas de kerma en aire. Al igual que en la ecuación (5), $\dot{K}(t)$ es un término genérico para la tasa de kerma en aire en el tiempo t, para una de las magnitudes dosimétricas de referencia S_K y $\dot{K}_{\delta,R}$ empleadas en este código de práctica.

En algunos casos concretos, k_{sm,sm_0} equivale al “factor de corrección por la forma de la fuente” (k_{sg}) definido recientemente en el código de práctica para la braquiterapia de HDR del Instituto de Física e Ingeniería Médicas (IPEM) [141], aunque la definición se hace extensiva a fuentes distintas del ^{192}Ir. En Schüller y otros (2015) [145] el factor de corrección para el tipo de cámara concreto recibió el nombre de “factor de corrección por la calidad de la radiación” k_Q y se estableció para posibilitar la medición de la RAKR de una fuente de ^{60}Co de HDR mediante una cámara de pozo calibrada con una fuente de ^{192}Ir de HDR. No obstante, en esta etapa el presente código de práctica no recomienda hacer correcciones entre distintos radionucleidos, ya que no se dispone de datos de uso mayoritario que apunten a que esa conversión puede lograrse con la exactitud necesaria.

Lo ideal sería que la cámara de pozo se calibre con el mismo modelo de fuente que se utiliza en el entorno clínico para administrar el tratamiento. Como en ese caso sm equivaldría a sm_0, k_{sm,sm_0} tendría un valor idéntico a la unidad.

No obstante, cabe esperar que los patrones dosimétricos nacionales por lo general se basen en un único modelo de fuente [144] y que los hospitales del mismo país utilicen modelos de fuente distintos en su práctica clínica. Si no se dispone de datos de uso mayoritario y sm y sm_0 tienen el mismo radionucleido pero en diferentes modelos, debería considerarse que el valor de k_{sm,sm_0} equivale a la unidad hasta tanto se disponga de datos de uso mayoritario. En ese caso, el usuario debería añadir un valor de incertidumbre adicional al coeficiente de calibración[4] de la cámara de pozo si esta se utiliza para medir tipos de fuentes diferentes de sm_0.

7.3. FACTOR DE CORRECCIÓN POR LA DESINTEGRACIÓN DE LA FUENTE

A medida que la intensidad de la fuente de radionucleidos cambia con el tiempo debido a la desintegración radiactiva, es necesario corregir la intensidad de la fuente en el tiempo de medición t_{meas} por la intensidad de la fuente en algún tiempo de referencia t_{ref}. Esto debe hacerse al comparar la intensidad medida de la fuente con el valor indicado en el certificado de calibración (donde t_{ref} generalmente ocurre antes de t_{meas}) o cuando la intensidad de la fuente se utiliza para calcular las mediciones dosimétricas para un paciente (donde t_{ref} ocurre después de t_{meas}). El factor de corrección por la desintegración de la fuente k_{dec} se define del modo siguiente:

$$k_{dec} = e^{(t_{meas}-t_{ref})\left(\frac{\ln 2}{t_{1/2}}\right)} = 2^{\frac{t_{meas}-t_{ref}}{t_{1/2}}} \tag{8}$$

donde $t_{1/2}$ es el período de semidesintegración del radionucleido. Cabe señalar que k_{dec} equivale a la unidad cuando $t_{ref} = t_{meas}$. k_{dec} se aplica para corregir la intensidad de la fuente en el momento de la medición según lo siguiente:

$$\dot{K}(t_{ref}) = \dot{K}(t_{meas})k_{dec} \tag{9}$$

---

[4] Hay que observar que no es posible dar ninguna indicación general sobre la magnitud de esta incertidumbre adicional debido a la variedad de fuentes de braquiterapia diferentes con que se cuenta actualmente o que podrían obtenerse en el futuro.

Teniendo en cuenta la ecuación (9), la ecuación (7) pasa a ser:

$$\dot{K}(t_{\mathrm{ref}}) = N_{\dot{K},sm_0} M_{sm}(t_{\mathrm{meas}}) k_{\mathrm{dec}} k_{sm,sm_0} \tag{10}$$

En el cuadro 3 se indican los períodos de semidesintegración recomendados para algunos de los radionucleidos utilizados en braquiterapia. Debe prestarse atención y elegir las mismas unidades de tiempo para la diferencia de tiempo y el período de semidesintegración. Para la conversión de la unidad del período de semidesintegración de años (y) a días (d), debe tomarse en consideración el factor 365,242198 d/y que tiene en cuenta los años bisiestos. También se recomienda a los usuarios que se aseguren de que se utilice el mismo patrón de tiempo tanto para t_{ref}, como para t_{meas}, que se tomen en cuenta los factores de corrección por las distintas zonas horarias y el horario de verano, así como el posible uso de distintos formatos para expresar la fecha y la hora [104].

7.4. FORMALISMO BASADO EN PATRONES DE TASA DE DOSIS ABSORBIDA EN AGUA

La tasa de dosis absorbida en agua en el tiempo t_{ref}, $\dot{D}_{\mathrm{W,R}}(t_{\mathrm{ref}})$ producida en el punto de referencia $P(r_0, \theta_0)$ por la radiación emitida por un modelo de fuente de referencia *sm*, que se calibra en función de la dosis absorbida en agua y en ausencia del dosímetro, viene determinada por:

$$\dot{D}_{\mathrm{W,R}}(t_{\mathrm{ref}}) = N_{\dot{D}_{\mathrm{W}},sm_0} M_{sm}(t_{\mathrm{meas}}) k_{\mathrm{dec}} k_{\dot{D}_{\mathrm{W}},sm,sm_0} \tag{11}$$

donde M_{sm} es la lectura del dosímetro en las condiciones de referencia utilizadas en el laboratorio de calibración, $N_{\dot{D}_{\mathrm{W}},sm_0}$ es el coeficiente de calibración del dosímetro expresado en función de la dosis absorbida en agua, obtenido de un laboratorio de calibración en las condiciones de irradiación de referencia y $k_{\dot{D}_{\mathrm{W}},sm,sm_0}$ es el factor de corrección por el modelo de fuente específico para el formalismo basado en $N_{\dot{D}_{\mathrm{W}},sm_0}$.

Todos los aspectos relacionados con las condiciones de referencia, las magnitudes de influencia, la desintegración de la fuente y las calibraciones internas que se mencionan en las secciones 7.1, 7.3 y 7.7 se aplican de la misma manera al formalismo basado en $N_{\dot{D}_{\mathrm{W}},sm_0}$. La ecuación (6) debe aplicarse para tener en cuenta las magnitudes de influencia distintas de la calidad de radiación. Debido a la falta de datos disponibles, en esta etapa no se recomienda emplear ningún factor de corrección por el modelo de fuente $k_{\dot{D}_{\mathrm{W}},sm,sm_0}$.

7.5. DETERMINACIÓN DE LA INTENSIDAD DE LA FUENTE DE REFERENCIA

Para la dosimetría de referencia de una fuente de braquiterapia se debería disponer de una cámara de pozo con un coeficiente de calibración conocido con trazabilidad a un patrón primario. El coeficiente de calibración se proporciona en condiciones de referencia para un modelo de fuente de referencia sm_0.

Según la ecuación (10), que tiene validez para todas las fuentes radiactivas de braquiterapia a las que se aplica el presente código de práctica, la RAKR $\dot{K}_{\delta,\mathrm{R}}(t_{\mathrm{ref}})$ y la AKS $S_{\mathrm{K}}(t_{\mathrm{ref}})$ de la fuente radiactiva que efectivamente se emplea sm en el tiempo de referencia t_{ref} pueden determinarse con arreglo a lo siguiente:

$$\dot{K}_{\delta,\mathrm{R}}(t_{\mathrm{ref}}) = N_{\dot{K}_{\delta,\mathrm{R}},sm_0} M_{sm}(t_{\mathrm{meas}}) k_{\mathrm{dec}} k_{sm,sm_0} \tag{12}$$

y

$$S_{\mathrm{K}}(t_{\mathrm{ref}}) = N_{S_{\mathrm{K}},sm_0} M_{sm}(t_{\mathrm{meas}}) k_{\mathrm{dec}} k_{sm,sm_0} \tag{13}$$

respectivamente. $M_{sm}(t_{\mathrm{meas}})$ es la lectura del dosímetro en el tiempo t_{meas}, corregida para tener en cuenta la desintegración de la fuente k_{dec} y las magnitudes de influencia, excluido el factor de corrección por el modelo de fuente k_{sm,sm_0} , que se trata por separado. $N_{\dot{K}_{\delta,\mathrm{R}},sm_0}$ y N_{S_{K},sm_0} son los coeficientes de calibración expresados en función de la RAKR y la AKS, respectivamente.

En caso de que se emplee el formalismo basado en $N_{\dot{D}_{\mathrm{W}},sm_0}$, según la ecuación (11), la tasa de dosis absorbida en agua en el punto de referencia P(r_0, θ_0) dada por la fuente radiactiva que efectivamente se emplea sm en el tiempo de referencia t_{ref} puede determinarse como sigue:

$$\dot{D}_{\mathrm{W,R}}(t_{\mathrm{ref}}) = N_{\dot{D}_{\mathrm{W}},sm_0} M_{sm}(t_{\mathrm{meas}}) k_{\mathrm{dec}} k_{\dot{D}_{\mathrm{W}},sm,sm_0} \tag{14}$$

donde $N_{\dot{D}_{\mathrm{W}},sm_0}$ es el coeficiente de calibración del dosímetro expresado en función de la tasa de dosis absorbida en agua obtenido de un laboratorio de calibración en condiciones de referencia de irradiación y M_{sm} es la lectura del dosímetro en el tiempo t_{meas}, corregida para tener en cuenta la desintegración de la fuente k_{dec}, el modelo de fuente $k_{\dot{D}_{\mathrm{W}},sm,sm_0}$ y las magnitudes de influencia.

7.6. CALIBRACIÓN DEL SISTEMA DOSIMÉTRICO DE CÁMARA DE POZO

Para la calibración del sistema dosimétrico de cámara de pozo del usuario en el laboratorio de calibración, se da por sentado que se conoce el valor de la magnitud dosimétrica de referencia de un modelo de fuente sm_0 (es decir,), medido en condiciones de referencia. La intensidad de la fuente de sm_0 puede medirse en el LSCD con una cámara de pozo calibrada (trazable a un patrón primario) según los principios enunciados en la sección 7.5 y el procedimiento indicado en la sección 8. De lo contrario, algunos LPCD también ofrecen un servicio de calibración de fuentes de braquiterapia. Las fuentes se calibran en relación con el patrón primario del LPCD y después las fuentes trazables calibradas pueden enviarse a los LSCD para la calibración posterior de sus propias cámaras de pozo o las cámaras de pozo de los usuarios finales.

Según la ecuación (12) y la ecuación (13), el coeficiente de calibración expresado en función de la RAKR $N_{\dot{K}_{\delta,\mathrm{R}},sm_0}$ y en función de la AKS N_{S_K,sm_0} pueden determinarse con las ecuaciones siguientes:

$$N_{\dot{K}_{\delta,\mathrm{R}},sm_0} = \frac{\dot{K}_{\delta,\mathrm{R}}(t_\mathrm{ref})}{M_{sm_0}(t_\mathrm{meas})k_\mathrm{dec}} \tag{15}$$

y

$$N_{S_\mathrm{K},sm_0} = \frac{S_\mathrm{K}(t_\mathrm{ref})}{M_{sm_0}(t_\mathrm{meas})k_\mathrm{dec}} \tag{16}$$

respectivamente. $\dot{K}_{\delta,\mathrm{R}}(t_\mathrm{ref})$ y $S_\mathrm{K}(t_\mathrm{ref})$ son las magnitudes dosimétricas de referencia conocidas, RAKR y AKS, en el tiempo de referencia t_ref para el modelo de fuente sm_0, respectivamente. $M_{sm_0}(t_\mathrm{meas})$ es la lectura del dosímetro en el tiempo t_meas, corregida para tener en cuenta las magnitudes de influencia (véase la sección 7.1.2) y aproximarse a las condiciones de referencia para las que tendrá validez el coeficiente de calibración. Para obtener las lecturas hipotéticas que se darían en el tiempo de referencia t_ref, se aplica el factor de corrección por la desintegración de la fuente.

Si se utiliza el formalismo basado en $N_{\dot{D}_{\mathrm{W}},sm_0}$, según la ecuación (11) y análogamente a la ecuación (15) y la ecuación (16), el coeficiente de calibración expresado en función de la tasa de dosis absorbida en agua $N_{\dot{D}_{\mathrm{W}},sm_0}$ viene determinado por:

$$N_{\dot{D}_{\mathrm{W}},sm_0} = \frac{\dot{D}_{\mathrm{W,R}}\left(t_{\mathrm{ref}}\right)}{M_{sm_0}\left(t_{\mathrm{meas}}\right)k_{\mathrm{dec}}} \tag{17}$$

donde $\dot{D}_{\mathrm{W,R}}\left(t_{\mathrm{ref}}\right)$ es el valor de referencia de la dosis absorbida en agua conocido en el tiempo de referencia t_{ref} para el modelo de fuente sm_0.

7.7. CALIBRACIÓN INTERNA DE LOS SISTEMAS DOSIMÉTRICOS DE CÁMARA DE POZO

La trazabilidad de la dosimetría de referencia se obtiene empleando cámaras de ionización de referencia calibradas periódicamente en un laboratorio de calibración. Aunque no es deseable, ni factible, utilizar una cámara de referencia en todas las situaciones clínicas y para todas las mediciones de rutina, cualquier cámara de campo que se use en sustitución para este fin debe tener también una calibración con trazabilidad a un patrón nacional. Esto se consigue en los entornos clínicos mediante un proceso denominado calibración interna, en que se utiliza el coeficiente de calibración de la cámara de referencia de un tipo de fuente específico para determinar el coeficiente de calibración necesario de la cámara de campo. Debido a que los coeficientes de calibración de las cámaras de pozo dependen de la energía, en el procedimiento de calibración interna es preciso utilizar el mismo tipo de fuente (es decir, el mismo radionucleido) que en la calibración del instrumento de referencia. Según la situación en particular, puede utilizarse el mismo contenedor de fuente para ambas cámaras, o un contenedor de fuente específico para cada cámara a fin de posibilitar la separación completa del aparato. En todo caso, para la cámara de referencia debe utilizarse el contenedor de fuente empleado en la calibración primaria. No se permite ninguna solución alternativa, por ejemplo, utilizar un tipo de fuente diferente (es decir, un radionucleido diferente) con factores de corrección obtenidos por interpolación o cálculos.

La cámara de referencia tiene un coeficiente de calibración $N^{\mathrm{ref}}_{\dot{K},sm_0}$ (es decir, $N^{\mathrm{ref}}_{\dot{K}_{\delta,\mathrm{R}},sm_0}$ o $N^{\mathrm{ref}}_{S_{\mathrm{K}},sm_0}$) para el modelo de fuente sm_0. Si el usuario de la cámara calibrada trazable (un LSCD o un hospital) tiene acceso al mismo modelo de fuente sm_0 que el empleado para la calibración, este modelo de fuente también debería emplearse para la calibración interna de la cámara de campo. Si el usuario solo tiene acceso a un modelo de fuente sm distinto, el coeficiente de calibración de la cámara de referencia tiene que multiplicarse por un factor de corrección por el modelo de fuente apropiado (o por el valor de la unidad si $sm = sm_0$ en las ecuaciones (18), (19) y (20)).

El modelo de fuente *sm* se posiciona en la cámara de pozo utilizando el mismo contenedor de fuente que cuando se hizo la calibración, en la misma posición de permanencia dentro del pozo. Se obtiene una medición M_{sm}^{ref}, (corriente o carga en un tiempo determinado), corregida para tener en cuenta las magnitudes de influencia. Seguidamente se obtiene la misma medición para la cámara de campo, es decir, M_{sm}^{field}, también corregida para tener en cuenta las magnitudes de influencia. Se recomienda que ambas mediciones se remitan al mismo tiempo t_{ref}. El factor de corrección por la desintegración de la fuente se utilizará finalmente para corregir la lectura de t_{meas} a t_{ref}. Según el aparato que se utilice (por ejemplo, un electrómetro igual o diferente, un contenedor de fuente igual o distinto), tal vez se requieran otras comprobaciones o incluir tiempos de calentamiento. La combinación de las dos mediciones con el coeficiente de calibración conocido de la cámara de referencia da lo siguiente:

$$N_{\dot{K}_{\delta,\mathrm{R}},sm}^{\mathrm{field}} = \frac{M_{sm}^{\mathrm{ref}}\left(t_{\mathrm{ref}}\right)}{M_{sm}^{\mathrm{field}}\left(t_{\mathrm{ref}}\right)} N_{\dot{K}_{\delta,\mathrm{R}},sm_0}^{\mathrm{ref}} k_{sm,sm_0} \tag{18}$$

$$N_{S_{\mathrm{K}},sm}^{\mathrm{field}} = \frac{M_{sm}^{\mathrm{ref}}\left(t_{\mathrm{ref}}\right)}{M_{sm}^{\mathrm{field}}\left(t_{\mathrm{ref}}\right)} N_{S_{\mathrm{K}},sm_0}^{\mathrm{ref}} k_{sm,sm_0} \tag{19}$$

para los coeficientes de calibración $N_{\dot{K}_{\delta,\mathrm{R}},sm_0}^{\mathrm{ref}}$ y $N_{S_{\mathrm{K}},sm_0}^{\mathrm{ref}}$, respectivamente.

Las mismas consideraciones se aplican a los coeficientes de calibración basados en patrones de dosis absorbida en agua, que llevan a la siguiente ecuación:

$$N_{\dot{D}_{\mathrm{W}},sm}^{\mathrm{field}} = \frac{M_{sm}^{\mathrm{ref}}\left(t_{\mathrm{ref}}\right)}{M_{sm}^{\mathrm{field}}\left(t_{\mathrm{ref}}\right)} N_{\dot{D}_{\mathrm{W}},sm_0}^{\mathrm{ref}} k_{\dot{D}_{\mathrm{W}},sm,sm_0} \tag{20}$$

El coeficiente de calibración obtenido para la cámara de campo (es decir, $N_{\dot{K}_{\delta,\mathrm{R}},sm}^{\mathrm{field}}, N_{S_{\mathrm{K}},sm}^{\mathrm{field}}$ or $N_{\dot{D}_{\mathrm{W}},sm}^{\mathrm{field}}$) puede aplicarse en las mismas condiciones de referencia que había durante la calibración interna de la cámara de campo en relación con la cámara de referencia, que, a su vez, serán las mismas condiciones de referencia empleadas para calibrar la cámara de referencia con el fin de obtener su coeficiente de calibración en el laboratorio (es decir, $N_{\dot{K}_{\delta,\mathrm{R}},sm_0}^{\mathrm{ref}}, N_{S_{\mathrm{K}},sm_0}^{\mathrm{ref}}$ or $N_{\dot{D}_{\mathrm{W}},sm_0}^{\mathrm{ref}}$).

8. CÓDIGO DE PRÁCTICA PARA CALIBRAR CÁMARAS DE POZO Y MEDIR LA INTENSIDAD DE FUENTES

La cadena de calibración para las fuentes de braquiterapia emisoras de fotones se basa en utilizar aparatos parecidos en cada etapa, desde la etapa de difusión en el LPCD, hasta la calibración en el LSCD y el uso final en un hospital. Por tanto, en cada etapa se repiten procedimientos de medición similares. Sin embargo, estos deben ser armonizados para reducir al mínimo las incertidumbres dentro de la cadena de calibración.

La presente sección se centra en proporcionar orientación sobre el procedimiento de medición necesario para obtener la incertidumbre óptima en la calibración de los sistemas dosimétricos de cámaras de pozo que se lleva a cabo en los laboratorios de calibración y en la medición de la intensidad de las fuentes de braquiterapia. A continuación se presenta un procedimiento de medición habitual que pueden utilizar los LSCD, los físicos médicos clínicos y los fabricantes con diversas fuentes radiactivas emisoras de fotones —tanto de alta energía como de baja energía, HDR y LDR— y fuentes de BIVT emisoras beta. Algunas de las recomendaciones de mejores prácticas que se presentan más adelante no son exclusivas de las mediciones de cámaras de pozo y podrían aplicarse a todas las mediciones de cámaras de ionización.

Puesto que la calibración de los sistemas dosimétricos de cámara de pozo y la medición de la intensidad de la fuente dependen de la medición de la corriente de ionización generada por una fuente de braquiterapia que se coloca en la cámara de pozo y se corrige para tener en cuenta las magnitudes de influencia, a continuación se presenta un procedimiento de uso frecuente.

8.1. DISPOSICIÓN DEL EXPERIMENTO Y PREPARACIÓN DEL EQUIPO

Se da por sentado que las mediciones de fuentes se llevan a cabo en una habitación que cuente con blindaje adecuado contra toda fuente de radiación externa que pudiera repercutir significativamente en la calibración de la fuente de braquiterapia en cuestión. Se recomienda que la cámara de pozo y el electrómetro que se utilicen sean instrumentos de referencia que cumplan los requisitos especificados en la sección 4.2. Todas las mediciones de fuentes de HDR deberían realizarse en un medio que tenga un valor de dispersión mínimo [118], con la cámara a una distancia de por lo menos 1 m de todas las paredes y el suelo [141].

Para las mediciones de fuentes de baja energía de LDR, la distancia de la cámara de la pared o el suelo puede ser de menos de 1 m. No obstante, en todos los casos se recomienda al usuario que se asegure de que la dispersión contribuye a la lectura del detector un valor menor al 0,1 % de la señal medida [146]. Debería emplearse una mesa/soporte bajo en forma de Z para colocar la cámara de pozo (por ejemplo, una mesa de plástico o madera de <15 mm de espesor) o un soporte sólido y estable de espuma plástica. Además, debería evitarse cualquier fuente de dispersión importante dentro de la distancia de 1 m de la cámara de pozo. La longitud del tubo de transferencia determinará hasta qué distancia de la cámara podrá colocarse el equipo de carga diferida. La habitación debería tener aire acondicionado para mantener constantes la temperatura y la humedad relativa (*RH*). Se recomienda que las variaciones de temperatura del aire sean menores a 0,5°C por hora y que se tome nota de las que se produzcan. La humedad relativa debe mantenerse en el intervalo del 20 % al 70 %, ya que niveles más bajos pueden originar acumulación de carga electrostática y niveles más altos, condensación.

Es importante que la cámara y los contenedores de fuentes correspondientes se equilibren con las condiciones ambiente antes de comenzar la calibración; por lo general se requieren al menos 30 minutos. Como puede requerirse mucho más tiempo, se recomienda dejar que la cámara de pozo se estabilice en la habitación durante toda la noche. En el folleto número 8 de la ESTRO [118] se comunica que lleva unos 400 minutos eliminar una diferencia de temperatura de 4°C entre la temperatura ambiente y la temperatura en el interior de una cámara de pozo Standard Imaging HDR 1000 Plus, por ejemplo. Si se realiza una medición en la instalación de un tercero, antes de proceder a las mediciones habrá que dar tiempo suficiente para que se equilibren la cámara de pozo y el electrómetro después del transporte.

El electrómetro correspondiente también debe conectarse algún tiempo antes de las mediciones para que pueda estabilizarse adecuadamente. Aunque algunos dispositivos consiguen estabilizarse en minutos, se recomienda esperar al menos 30 minutos antes de efectuar las mediciones. El gradiente de voltaje determinará la polaridad de la carga que recolecte el electrómetro y es importante garantizar que se utilice la misma polaridad que se indica en el certificado de calibración. Tras el período de calentamiento, el electrómetro debería ponerse en cero conforme a la recomendación del fabricante y posteriormente debería realizarse una medición de la corriente de fugas.

Es preciso medir la densidad del aire y la humedad relativa del volumen sensible de la cámara de pozo y comprobar sistemáticamente los cambios que tengan lugar durante el procedimiento de medición. En general, no es factible, ni conveniente, colocar un sensor dentro del volumen sensible de la cámara y, por tanto, se requiere algún instrumento analógico de medición. No se recomienda simplemente monitorizar la temperatura ambiente de la habitación en que se coloque la cámara. La colocación de un sensor de temperatura dentro del pozo sin que esté presente el contenedor de la fuente, o colocarlo muy cerca de la superficie exterior de la cubierta de la cámara de pozo, dará una buena estimación de la temperatura ambiente que tiene el volumen sensible. Puede optarse por sujetar con cinta adhesiva un sensor de temperatura en la superficie exterior de la cubierta de la cámara para lograr lecturas de temperatura estables. La presión atmosférica y la humedad relativa pueden monitorizarse dentro de la habitación utilizada para la medición.

Antes de que se obtengan los datos también es importante asegurar que el sistema de medición se ha estabilizado una vez insertada la fuente. Es importante que durante la estabilización de una cámara de pozo se compruebe el buen funcionamiento para cada tipo de fuente/semilla para el que se utilizará la cámara (es decir, HDR, LDR, BIVT).

8.2. MEDICIONES DE CÁMARAS DE POZO

En la sección 7 se examina el formalismo general aplicado para determinar la intensidad de la fuente y para calibrar el sistema de dosimetría de cámara de pozo. La ecuación (14) y la ecuación (17) se emplean aplicando el formalismo basado en $N_{\dot{D}_{\mathrm{W}},sm_0}$.

La RAKR de un modelo de fuente radiactiva *sm* en el tiempo de referencia t_{ref}, en ausencia de la cámara, viene determinada por:

$$\dot{K}_{\delta,\mathrm{R}}\left(t_{\mathrm{ref}}\right) = N_{\dot{K}_{\delta,\mathrm{R}},sm_0} M_{sm}\left(t_{\mathrm{meas}}\right) k_{\mathrm{dec}} k_{sm,sm_0} \tag{21}$$

donde $N_{\dot{K}_{\delta,\mathrm{R}},sm_0}$ es el coeficiente de calibración de la RAKR para el modelo de fuente radiactiva de referencia sm_0 y $M_{sm}(t_{\mathrm{meas}})$ es la lectura del dosímetro en el tiempo t_{meas} con la fuente en la ubicación óptima de la cámara de pozo, corregida para tener en cuenta las magnitudes de influencia y excluyendo el factor de corrección por el modelo de fuente k_{sm,sm_0}, que se trata por separado, y k_{dec} es el factor de corrección por la desintegración de la fuente. La AKS, para un modelo de fuente *sm* en el tiempo de referencia t_{ref}, en ausencia de la cámara, viene determinada por:

$$S_{\mathrm{K}}\left(t_{\mathrm{ref}}\right) = N_{S_{\mathrm{K}},sm_0} M_{sm}\left(t_{\mathrm{meas}}\right) k_{\mathrm{dec}} k_{sm,sm_0} \tag{22}$$

donde N_{S_K,sm_0} es el coeficiente de calibración de la AKS para el modelo de fuente radiactiva de referencia sm_0 y los valores de $M_{sm}(t_{meas})$, k_{sm,sm_0} y k_{dec} son los mismos que se han mencionado anteriormente.

Para las calibraciones de cámaras de pozo el coeficiente de calibración de la RAKR puede determinarse mediante la ecuación siguiente:

$$N_{\dot{K}_{\delta,R},sm_0} = \frac{\dot{K}_{\delta,R}(t_{ref})}{M_{sm_0}(t_{meas})k_{dec}} \tag{23}$$

donde $\dot{K}_{\delta,R}(t_{ref})$ es la RAKR conocida del modelo de fuente sm_0 en el tiempo de referencia t_{ref}, $M_{sm_0}(t_{meas})$ es la lectura del dosímetro en el tiempo t_{meas} con la fuente en la ubicación óptima de la cámara de pozo, corregida para tener en cuenta las magnitudes de influencia (véase la sección 7.1.2), y k_{dec} sirve para tener en cuenta la desintegración de la fuente en el intervalo de tiempo entre t_{meas} y t_{ref}. El coeficiente de calibración expresado en función de la AKS puede determinarse según la ecuación siguiente:

$$N_{S_K,sm_0} = \frac{S_K(t_{ref})}{M_{sm_0}(t_{meas})k_{dec}} \tag{24}$$

donde S_K es la AKS conocida del modelo de fuente sm_0, y $M_{sm_0}(t_{meas})$ y k_{dec} son los mismos que los mencionados anteriormente.

Las secciones 8.2.1, 8.2.2, 8.2.3 y 8.3 incluyen, respectivamente, consideraciones prácticas para la determinación de ubicaciones óptimas, las mediciones con electrómetros y la corrección para tener en cuenta magnitudes de influencia. Con ánimo de exhaustividad también se ofrece alguna información sobre la determinación de ubicaciones óptimas y las mediciones con electrómetros para fuentes de BIVT. No obstante, para la dosimetría de fuentes de BIVT también pueden consultarse otras directrices [26].

8.2.1. Determinación de ubicaciones óptimas

El punto de calibración de una cámara de pozo es aquel en que se ubica el centro de la fuente durante el procedimiento de calibración [36]. Para mayor exactitud en la determinación de la intensidad de la fuente, se recomienda que el punto de calibración sea la ubicación dentro de la cámara en la que la señal llegue a su valor máximo (la ubicación óptima, véase la sección 4.2.1). Por otra parte, se espera que la fuente quepa completamente dentro de la longitud de la ubicación óptima de la cámara. Como la posición de la fuente tiene un efecto significativo en la medición, se recomienda registrar la ubicación del punto de calibración en las hojas de trabajo utilizadas para la medición.

Para determinar la ubicación óptima empleando una fuente de HDR, esta puede colocarse de manera gradual en una serie de posiciones verticales dentro del pozo de la cámara, ya sea hacia adelante o hacia atrás, según el accionamiento del motor del sistema de desplazamiento empleado por el equipo de carga diferida. Las posiciones de permanencia no deberían estar separadas en más de 2,5 mm una de otra para asegurar una regresión razonable de la curva de respuesta. Se recomienda que los límites elegidos para estas posiciones de medición estén al menos a una posición distal y proximal de 10 mm de la ubicación óptima prevista. Pueden incluirse posiciones de medición complementarias con mayor separación, en un intervalo vertical más amplio. En la figura 6 se brindan ejemplos de las respuestas relativas de cámaras de pozo de referencia enumeradas en el cuadro 5. En las referencias [110, 141, 144, 145, 147] se indican otros resultados típicos obtenidos en la determinación de ubicaciones óptimas.

Es importante observar que el valor de la ubicación óptima depende del sistema de referencia adoptado para definir la posición de la fuente dentro de la cámara de pozo. Por ejemplo, este puede medirse en relación con el fondo del pozo, el fondo del contenedor de la fuente, la primera posición de permanencia de la fuente dentro del contenedor de la fuente, etc. En las cámaras de pozo en que se debe introducir a presión un catéter de plástico flexible o una aguja de acero dentro de un contenedor de fuente universal, pueden preverse entre las diferentes disposiciones de medición pequeñas variaciones en la posición de la ubicación óptima en función de la posición de permanencia indicada en la unidad de control del equipo de carga diferida. La ubicación óptima real de la cámara de pozo seguiría siendo la misma, pero la posición de permanencia correspondiente indicada podría diferir según la longitud del catéter plástico o la profundidad en que se inserte el catéter o la aguja de acero en el contenedor de la fuente. Para las cámaras de pozo en que un tubo de transferencia con determinada longitud puede conectarse a un adaptador universal montado en la parte superior del contenedor de la fuente esto plantea menos problemas, y las variaciones en las posiciones de permanencia indicadas suelen ser de ±1 mm entre diferentes disposiciones de medición. No obstante, aun cuando se utilice el mismo tubo de transferencia para mediciones consecutivas de la ubicación óptima, la posición de permanencia equivalente indicada todavía podría variar, por ejemplo, si debe ajustarse el mecanismo de accionamiento de la fuente durante un mantenimiento planificado de un equipo de carga diferida. Por consiguiente, la práctica óptima es determinar la ubicación óptima cada vez que se mida la intensidad de una fuente.

Se puede proporcionar un procedimiento de análisis para determinar la ubicación óptima para las cámaras de pozo PTW 33005 Sourcecheck$^{4\pi}$, Standard Imaging HDR 1000 Plus y PTW 33004 (es decir, cámaras de pozo cuya corriente de ionización aumenta y disminuye en función de la posición de permanencia de la fuente y puede calcularse de manera aproximada con un polinomio cuadrático si la fuente se posiciona a una distancia de algunos centímetros en torno a la ubicación óptima). Si la posición de permanencia x_n (según el sistema de referencia adoptado) y la corriente correspondiente medida $I(x_n)$ se establecen para la fuente hasta una posición distal y proximal de máximo 20 mm de la ubicación óptima prevista y los datos se ajustan con la ecuación polinómica cuadrática:

$$I(x) = a\,x^2 + b\,x + c \tag{25}$$

la ubicación óptima x_{max} según el sistema de referencia adoptado podrá calcularse como sigue:

$$x_{max} = -\frac{b}{2a} \tag{26}$$

Con respecto a la cámara de pozo Standard Imaging IVB 1000, la ecuación (25) no se ha utilizado para determinar la ubicación óptima porque la respuesta axial de la cámara de pozo no puede calcularse de manera aproximada con un polinomio cuadrático. La ubicación óptima para esta cámara se define como el primer valor máximo local de la curva de respuesta de la cámara de pozo, medido desde la entrada de la cámara [141]. En la figura 6 esto equivale al valor máximo local en la posición de permanencia de la fuente de aproximadamente 85 mm.

En general, los contenedores de fuentes de LDR tienen una forma concreta concebida para colocar la semilla radiactiva en la ubicación de calibración. En el caso de los contenedores de fuente que no son simétricos en su eje longitudinal central, se recomienda mantener su orientación de rotación dentro de la constante de la cámara de pozo. Aunque se supone que la respuesta de la cámara no depende de qué extremo de la fuente se inserte, solo es necesario determinar la ubicación óptima para los contenedores de fuente en los que pueda modificarse la altura.

8.2.2. Técnicas de medición de la corriente

Con el electrómetro $M_{sm,\,\mathrm{raw}}$ pueden hacerse mediciones sin corregir de dos formas diferentes:

a) midiendo la corriente de ionización una vez que la fuente haya llegado al punto de medición y la corriente de ionización indicada se haya estabilizado, y
b) recolectando la carga de ionización durante un intervalo de tiempo específico, iniciándola y deteniéndola con la fuente detenida en la ubicación óptima de

la cámara de pozo (sin tener en cuenta la dosis de tránsito de la fuente). Seguidamente la corriente se calcula dividiendo la carga recolectada entre el tiempo de obtención.

En ambos casos deberían realizarse mediciones con la fuente en la ubicación óptima de la cámara de pozo. Para evitar errores de resolución debidos

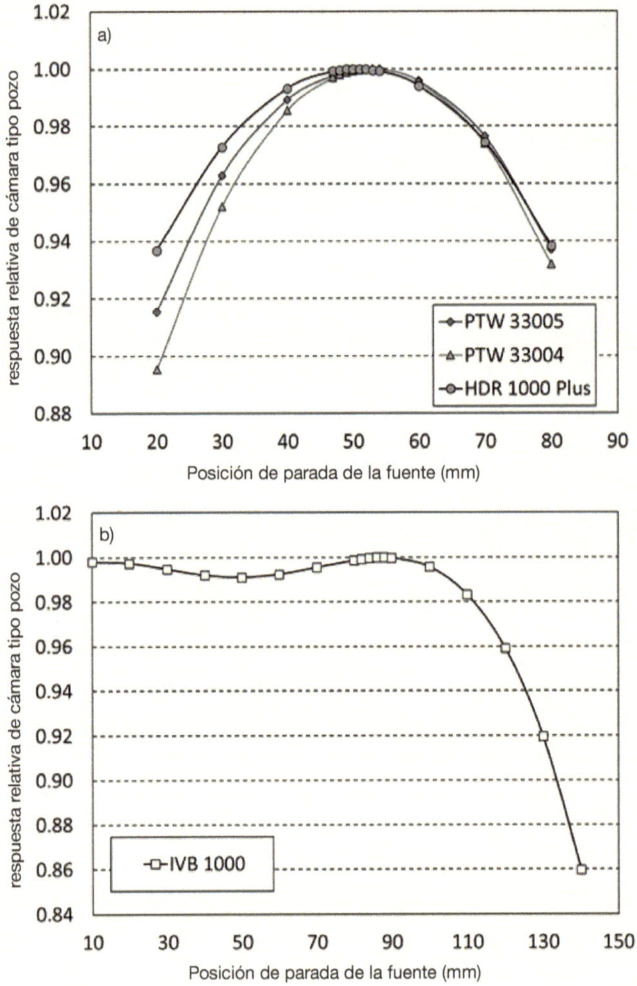

Fig. 6. Ejemplo de curvas de respuesta relativa, trazadas con respecto a la posición de permanencia de la fuente (según el sistema de referencia adoptado) para una fuente de ^{192}Ir de HDR, con cámaras de pozo a) Standard Imaging 1000 Plus, PTW 33004 y PTW 33005 y b) Standard Imaging IVB 1000.

al electrómetro, probablemente será necesario ajustar el tiempo de medición para las mediciones de carga, según la intensidad de la fuente. El tiempo de medición podría restringirse a causa de las limitaciones que impone el equipo de carga diferida, ya que estos a menudo no permiten tiempos de permanencia mayores de 999 s. Las mediciones siempre se deberían realizar con una configuración de electrómetro que proporcione alta resolución.

En los LSCD y hospitales que cuentan con fuentes de HDR emisoras de fotones, al menos se harán tres inserciones de fuente en la ubicación óptima de la cámara. Para cada transferencia de fuente se recomienda hacer como mínimo cinco determinaciones en las que no se observen distribuciones monótonas crecientes ni decrecientes (en los valores menores al 0,1 %). Se recomienda que la desviación estándar relativa de la media sea inferior al 0,1 %, y que la media de los dos conjuntos de lecturas esté dentro del límite del 0,2 %. El IPEM [141] comunica que puede alcanzarse una desviación estándar del 0,02 % en las lecturas con una transferencia única de fuente en la cámara, por lo que se recomienda hacer indagaciones si se observan variaciones que rebasen los límites del 0,2 %.

En las calibraciones de fuentes de LDR emisoras de fotones que se realicen en el LSCD se harán al menos tres inserciones de fuente en la posición de medición determinada. Al menos se efectúan tres mediciones de una sola semilla de LDR para comprobar la reproducibilidad de la medición. Después de marcar un extremo de la fuente, se determinará la sensibilidad de los resultados con respecto a la orientación de la fuente (normalmente una diferencia de menos de un 0,4 %). Se recomienda que en las determinaciones secuenciales en la misma orientación no se observen distribuciones monótonas crecientes ni decrecientes en los valores mayores al 0,1 %. En el entorno clínico, para las mediciones de fuentes de LDR no es necesario repetir las inserciones de fuente si varias fuentes del mismo lote de fabricación se miden por separado. Al menos se realizan tres mediciones de cada semilla para comprobar la reproducibilidad de la medición, y se recomienda que en las determinaciones secuenciales no se observen distribuciones monótonas crecientes ni decrecientes en los valores mayores al 0,2 %.

Para las fuentes de BIVT y emisoras beta se realizarán varias mediciones con distintas orientaciones de fuente den torno al eje cilíndrico de la cámara y se calculará el promedio de los resultados obtenidos. Como el efecto de polaridad puede tener un valor mayor al 0,5 % en las fuentes emisoras beta, el coeficiente de calibración aplicado solo tiene validez para la polaridad de la cámara de pozo mencionada en el certificado de calibración.

8.2.3. Corrección para tener en cuenta las magnitudes de influencia

Los coeficientes de calibración para una cámara de pozo solo tienen validez en las condiciones de referencia en las que se hizo la calibración. Además del factor de corrección por el modelo de fuente, que se trata explícitamente en la ecuación (12) y la ecuación (13), hay otros factores que deben aplicarse a la lectura bruta obtenida directamente del electrómetro $M_{sm,\ \mathrm{raw}}$ para tener en cuenta cualquier desviación de las condiciones de calibración de referencia:

$$M_{sm} = M_{sm,\ \mathrm{raw}}\, k_{TP}\, k_{\mathrm{alt}}\, k_{\mathrm{leak}}\, k_{\mathrm{elec}}\, k_{\mathrm{pol}}\, k_{\mathrm{s}} \qquad (27)$$

Más adelante se examina brevemente cada magnitud de influencia.

8.2.3.1. Factor de corrección por la densidad del aire

Para las fuentes de fotones de alta energía puede utilizarse la relación ordinaria del factor de corrección por la densidad del aire k_{TP} determinado para la RTE:

$$k_{TP} = \frac{(273{,}15 + T)}{(273{,}15 + \mathrm{T}_0)} \frac{\mathrm{P}_0}{P} \qquad (28)$$

donde P_0 y T_0 son la presión y la temperatura de referencia, respectivamente, y P y T son la presión y temperatura efectivas que se registran en el momento de medición. Esta relación solo puede aplicarse si se ventea el volumen sensible de aire de la cámara de pozo. Por lo general es suficiente comprobar que no esté bloqueado el orificio de venteo en el costado de la cámara.

En general, el mayor error al aplicar k_{TP} se deriva del uso de una temperatura de referencia incorrecta, ya que la P_0 utilizada suele ser de 101,325 kPa. La mayoría de los laboratorios de calibración emplean T_0 = 20°C, pero varios países de América del Norte emplean T_0 = 22°C. El uso de una temperatura de referencia errónea produce un error aproximado del 0,7 % por cada 2°C de diferencia en la temperatura.

8.2.3.2. Factor de corrección por la altitud

Se recomienda tener mucho cuidado en lo que atañe a las fuentes de braquiterapia de baja energía, puesto que en la ecuación (28) no se corrigen por completo los importantes descensos de la presión ambiental que tienen lugar a gran altitud [148 a 154]. Para tener en cuenta este efecto, es necesario hacer una modificación al factor de corrección por la densidad del aire, k'_{TP}, según la ecuación siguiente:

$$k'_{TP} = k_{TP} k_{\mathrm{alti}} \qquad (29)$$

donde k_{alti} es un factor adicional de corrección por la altitud que se habrá de incluir en grandes altitudes. La magnitud de esta corrección puede ser importante, sobre todo en relación con las fuentes de fotones de ^{103}Pd de menor energía. El efecto depende del dispositivo, es decir, que depende de los materiales y el diseño de las cámaras de pozo con venteo. Como dato adicional, este fenómeno también repercute sobre los rayos X de baja energía de las cámaras de ionización de dedal [155]. Se han planteado varios métodos en publicaciones y algunos de los resultados obtenidos se indican más adelante. Se alienta a los usuarios a que utilicen una fuente calibrada para indagar y comprobar *in situ* el tipo de corrección que deben hacer [88].

Griffin y otros [148] propusieron el siguiente factor de corrección por la altitud:

$$k_{\mathrm{alti}} = h_1 P^{h_2} \tag{30}$$

donde P es la presión dada [148] y h_1 y h_2 son dos parámetros que se utilizan para ajustar los datos de las cámaras de pozo Standard Imaging HDR 1000 Plus o Standard Imaging IVB 1000 para fuentes de ^{103}Pd, ^{125}I, y ^{131}Cs de baja energía. La incertidumbre relativa combinada para el factor de corrección por la altitud es del 0,4 % [148]. Los valores de h_1 y h_2 que se han de utilizar en la ecuación (30) con algunas semillas, para las presiones P en kPa, se indican en el cuadro 7.

Torres del Río y otros [151] obtuvieron los resultados para la cámara de pozo PTW 33005 y se propuso el siguiente factor de corrección por la altitud para las semillas de ^{125}I:

$$k_{\mathrm{alti}} = \left[h_3 \left(k_{TP}^{-1} - 1 \right) + 1 \right]^{-1} \tag{31}$$

donde $h_3 = -0{,}476 \pm 0{,}003$ ($k = 1$). En cuanto al binomio de la misma cámara de pozo y semillas de ^{103}Pd, se propuso hacer una corrección por la altitud si se contaba con el factor para el modelo de cámara específico [153].

La cámara de pozo PTW 33004 para fuentes de HDR no está diseñada para fuentes de braquiterapia de baja energía. Por tanto, para esta cámara no se dispone de datos sobre factores de corrección por la altitud.

8.2.3.3. *Corrección de la humedad relativa*

Si se realizan mediciones y calibraciones en un intervalo de *RH* adecuado, no se precisa aplicar un factor de corrección por la humedad a la corriente de ionización medida con la cámara de pozo. La corrección de la humedad ya

CUADRO 7. PARÁMETROS PARA EL FACTOR DE CORRECCIÓN POR LA ALTITUD k_{ALTI} CON PRESIONES EN kPa[a] PARA LAS CÁMARAS DE POZO STANDARD IMAGING HDR 1000 PLUS E IVB 1000 [148, 152, 154]

	h_1	h_2
Pd-103 IsoAid Advantage, TheraSeed 200	0,075	0,562
Pd-103 CivaDot	0,073	0,5665
I-125 selectSeed, Theragenics AgX100	0,1095	0,479
I-125 Amersham 6711 (varilla de plata)	0,1225	0,455
I-125 SourceTech STM 1251 (cerámica)	0,1365	0,431
Cs-131 Caesium Blu (con HDR 1000 Plus)	0,1388	0,4275
Cs-131 Caesium Blu (con IVB 1000)	0,1764	0,3748

[a] Parámetros adaptados de las referencias [148, 152, 154], ya que (a diferencia de este cuadro) estos se determinaron inicialmente para presiones medidas en mmHg; el documento más reciente de Lambeck [154] proporciona los datos en función de la unidad del SI (kPa).

se aplicó en el LPCD, donde la determinación de kerma en aire hecha con el patrón primario se corrige para tener en cuenta la diferencia entre las condiciones normales de laboratorio (alrededor de un 50 % de *RH*) y las condiciones de referencia (aire seco, 0 % de *RH*).

8.2.3.4. Factor de corrección por la corriente de fugas

Las fugas se definen como la señal que se detecta cuando no hay una fuente dentro del pozo de la cámara de ionización. Para comprobar si hay fugas puede analizarse la señal (la corriente o la carga) después de aplicar el voltaje de polarización apropiado durante al menos 10 minutos. En los LSCD se recomienda aplicar un factor de corrección por la corriente de fugas k_{leak} o como mínimo estimar las incertidumbres conexas. En los hospitales, la señal de fugas puede pasarse por alto si tiene un valor menor al 0,1 %.

8.2.3.5. *Coeficiente de calibración del electrómetro*

Si el electrómetro se calibra por separado de la cámara de ionización, debe utilizarse un coeficiente de calibración del electrómetro k_{elec} para corregir la lectura y obtener unidades auténticas de carga/corriente. El coeficiente de calibración del electrómetro puede aplicarse a la gama que se esté utilizando en el electrómetro. El coeficiente tiene un valor equivalente a la unidad si el electrómetro y la cámara de ionización se calibran como una sola unidad, ya que el efecto del electrómetro se incluye en el coeficiente de calibración del sistema.

8.2.3.6. *Factor de corrección por la polaridad*

El procedimiento que se sigue normalmente en los LPCD es solo calibrar las cámaras de pozo en una única polaridad. Por tanto, no es necesario aplicar factores de corrección por la polaridad en los LSCD o en los entornos clínicos mientras se utilice la misma polaridad. Se requiere cierta cautela para garantizar que esto sea así, y los certificados de calibración se deberían comprobar para asegurarse de que la polaridad se indica claramente. Si hay dudas, el laboratorio de calibración puede ser contactado para obtener asesoramiento sobre la forma de configurar el voltaje de polarización correcto y el gradiente de voltaje que se utilizó para la cámara de pozo. En las fuentes emisoras de fotones la corrección por la polaridad en general es pequeña, pero puede ser mayor en las fuentes emisoras beta y, por tanto, es importante no pasar por alto la *posibilidad* de que haya un efecto de polaridad sustancial.

Si en el electrómetro puede elegirse la polaridad y el usuario quisiera determinar el factor de corrección por la polaridad k_{pol}, las mediciones deben realizarse con la fuente en la ubicación óptima empleando dos polaridades opuestas, para el mismo tiempo de integración (al menos 60 s). Antes de efectuar nuevas mediciones, se recomienda esperar al menos 10 minutos después de cada cambio de voltaje de polarización. Para la evaluación del efecto de polaridad se emplea la ecuación siguiente:

$$k_{pol} = \frac{|M_+| + |M_-|}{2|M|} \tag{32}$$

donde M_+ y M_- son las lecturas del electrómetro obtenidas con polaridad positiva y negativa, respectivamente, y M es la lectura del electrómetro obtenida con la polaridad que se utiliza de ordinario [40].

8.2.3.7. Factor de corrección por la recombinación de iones

Las fuentes de braquiterapia producen un haz de radiación continuo. La recombinación es normalmente pequeña en las fuentes de HDR (es decir, <0,1 %). Para condiciones ideales (solo recombinación general), el factor de corrección por la recombinación de iones k_s puede determinarse con el método de las dos tensiones [36, 106]:

$$k_s = \left(\frac{4}{3} - \frac{M_1}{3M_2} \right)^{-1} \quad (33)$$

donde M_1 es la lectura del electrómetro con el voltaje de funcionamiento ordinario de la cámara de pozo, V_1, y M_2 es la lectura del electrómetro cuando $V_2 = V_1/2$. Por lo general, esos son los únicos dos voltajes empleados, en comparación con las mediciones de k_s para las cámaras de ionización de RTE, y para esas configuraciones el Grupo de Trabajo del IPEM indica en su informe [141] que en el caso de una nueva fuente de ^{192}Ir con una actividad inicial de 370 GBq, k_s para la cámara de pozo PTW 33004/Nucletron SDS suele ser de aproximadamente 1,002, mientras que para las cámaras de pozo Standard Imaging los valores típicos son de cerca de 1,001.

Schüller y otros (2015) [145] han comunicado que la ecuación (33) en principio no se aplica a las cámaras de pozo PTW Tx33004 del tipo x = W o N, donde se ha observado una función lineal de $1/I$ frente a $1/V$ en lugar de $1/V^2$. La razón de esto podría ser la presencia de un volumen de recolección indeseado en este tipo de cámara que fue descubierta en un estudio anterior [115]. Para mayor exactitud, pueden tenerse en cuenta la recombinación inicial, la difusión de iones y el efecto del cribado de la carga [156], pero estos normalmente representan en total menos del 0,2 %.

8.3. CORRECCIÓN POR EL MODELO DE FUENTE EN MEDICIONES DE TASA DE KERMA EN AIRE

Para las fuentes de braquiterapia de HDR y PDR, los LPCD y los LSCD se limitan normalmente al uso de modelos de fuente específicos. Las fuentes de braquiterapia de HDR/PDR se manejan con equipo de carga diferida controlado a distancia y los laboratorios de calibración en general están dotados únicamente de un equipo de carga diferida, que solo puede instalarse con un modelo de fuente específico.

Según el formalismo analizado en la sección 7, el coeficiente de calibración incluye como subíndice el modelo de fuente sm_0 utilizado para la calibración.

Esta opción señala la importancia de que el usuario final conozca el tipo de fuente de radiación que utilizó el laboratorio de calibración para calibrar la cámara de pozo y sepa distinguirla del tipo de fuente con la que él trabaja. Se recomienda también registrar esta información en el certificado de calibración de la cámara de pozo (véase la sección 6.3).

Si el modelo de fuente de braquiterapia utilizado por el usuario final difiere del modelo de fuente empleado en el laboratorio de calibración, el coeficiente de calibración de la cámara de pozo debe multiplicarse por un factor de corrección por el modelo de fuente, k_{sm,sm_0}, para tener en cuenta cualquier modificación de la respuesta de la cámara de pozo debida a distintas configuraciones de fuentes. Para la cámara de pozo Standard Imaging HDR 1000 Plus con el contenedor de fuente de iridio de HDR modelo 70010, se han comunicado factores de corrección por el modelo de fuente k_{sm,sm_0} para varios modelos de fuentes de ^{192}Ir de HDR y PDR en dos estudios independientes, uno en el que se empleó el método de Montecarlo, realizado en el Laboratorio Nacional de Física (NPL (Reino Unido)) [157], y otro en el que se hicieron mediciones de k_{sm,sm_0} en el UWADCL [158, 159]. El método de Montecarlo propició una evaluación más directa de los factores de corrección (con menor incertidumbre que las correcciones obtenidas por medición), aunque la magnitud y la dirección de los factores calculados se corroboró con los factores medidos. Los datos estaban en concordancia con las incertidumbres expandidas indicadas (k = 2). Los factores de corrección por el modelo de fuente calculados por el método de Montecarlo que figuran en el cuadro 8 podrían servir de base para un futuro conjunto de datos de uso mayoritario. El conjunto de datos del NPL que se indican en el estudio de 2015 de Shipley y otros [157] no incluye los factores de corrección por el modelo de fuente para la fuente de ^{192}Ir de PDR Varian GammaMed Plus. Los factores de corrección para la fuente de PDR se calcularon después de la publicación del estudio y se empleó la misma cámara de pozo y el mismo modelo de contenedor de fuente de la simulación de Montecarlo, y también el mismo formalismo mencionado en la referencia [157]. Los factores de corrección por el modelo de fuente que figuran en el cuadro 8 tienen una incertidumbre expandida del 0,4 % (k = 2).

Puesto que k_{sm,sm_0} depende de cuatro parámetros: 1) el tipo de fuente utilizado en el laboratorio de calibración, 2) el tipo de fuente medido por el usuario final, 3) el tipo de cámara de pozo y 4) el tipo de contenedor de fuente, hay que señalar que los factores k_{sm,sm_0} indicados en el cuadro 8 solo pueden utilizarse con una cámara de pozo Standard Imaging HDR 1000 Plus con el contenedor de fuente de iridio de HDR modelo 70010. Los factores de corrección no pueden transferirse a distintos tipos de cámaras de pozo y contenedores de fuente. En otras cámaras de pozo, modelos de fuente y contenedores específicos, estos factores podrían calcularse sobre la base del formalismo mencionado en la referencia [157]. Se espera que se empleen técnicas de Montecarlo validadas por mediciones experimentales.

Si el modelo de fuente de calibración es el mismo que el de la fuente que se va a medir, o si no se dispone de datos de uso mayoritario (pero las fuentes están constituidas por el mismo radionucleido), se considera que el factor de corrección por el modelo de fuente tiene un valor equivalente a la unidad (es decir, $k_{sm,sm_0} = 1$). En el segundo caso, se ha de añadir un componente de incertidumbre adicional. Para las fuentes disponibles en la actualidad la estimación de este componente de incertidumbre adicional podría basarse en la desviación máxima de los factores de corrección por el modelo de fuente para las fuentes de HDR que figuran en el cuadro 8 (es decir, aproximadamente el 2 % ($k = 1$)). En sentido estricto, el valor del 2 % es una "desviación" más que una "incertidumbre". No obstante, en el caso de esta hipótesis de medición subóptima, se recomienda que el componente de incertidumbre adicional en el factor de corrección por el modelo de fuente se incluya en los cálculos de incertidumbres.

La fuente GammaMed Plus PDR incorpora un núcleo activo de 0,5 mm de longitud, frente a las fuentes de HDR mucho más alargadas (entre 3,5 y 5 mm), lo que explica la mayor desviación del valor de la unidad de los factores de corrección por el modelo de fuente de PDR que figuran en el cuadro 8. En este caso, el componente de incertidumbre adicional para k_{sm,sm_0} podría ser de hasta el 5 % si la cámara de pozo fue calibrada con una de las fuentes de HDR del cuadro 8 y luego fue utilizada para medir la intensidad de la fuente de PDR o viceversa. Como antes, el valor del 5 % se basa en una "desviación" más que en una "incertidumbre".

Schüller y otros (2015) suministraron datos de factores de corrección por la calidad de radiación específicos para ciertos tipos de cámaras, k_Q, para tener en cuenta las diferencias de forma y radionucleido entre las fuentes radiactivas de ^{192}Ir y ^{60}Co [145]. Las cámaras de pozo estudiadas fueron la Standard Imaging HDR 1000 Plus y la PTW 33004/Nucletron SDS (con números de serie $\geq$ 315 para la PTW 33004 y $\geq$ 548 para la Nucletron SDS). En las circunstancias vigentes, el presente código de práctica no recomienda el uso de factores para corregir las calibraciones hechas con radionucleidos diferentes.

Se dan dos ejemplos para explicar el uso del cuadro 8.

Ejemplo 1: Si un laboratorio de calibración utiliza una Elekta HDR ^{192}Ir Flexisource (sm_0) para calibrar una cámara de pozo Standard Imaging HDR 1000 Plus con un contenedor de fuente de ^{192}Ir de HDR modelo 70010 y el usuario de la cámara de pozo calibrada necesita medir la intensidad de la fuente de un modelo de fuente diferente (sm), por ejemplo, una Varian VariSource modelo VS2000, el coeficiente de calibración de la cámara de pozo indicado en el certificado de calibración debe ser multiplicado por el factor de corrección por el modelo de fuente 0,987 con una incertidumbre típica del 0,2 % ($k = 1$).

CUADRO 8. FACTORES DE CORRECCIÓN POR EL MODELO DE FUENTE, k_{sm,sm_0}, EN RELACIÓN CON DISTINTOS TIPOS DE FUENTES DE ^{192}IR DE HDR Y PDR PARA USO CON UNA CÁMARA DE POZO STANDARD IMAGING HDR 1000 PLUS CON EL CONTENEDOR DE FUENTE DE IRIDIO DE HDR MODELO 70010, BASADOS EN LOS FACTORES DE CORRECCIÓN CALCULADOS CON EL MÉTODO DE MONTECARLO DE LA REFERENCIA [157] CON UNA INCERTIDUMBRE EXPANDIDA DEL 0,4 % (k = 2).

sm \ sm_0	Elekta Flexisource HDR Ir-192	Elekta microSelectron mHDR-v1 (classic)	Elekta microSelectron mHDR-v2	BEBIG HDR Ir-192 GI192 M11	Varian GammaMed Plus HDR	Varian VariSource VS2000	Varian GammaMed Plus PDR[a]
Elekta Flexisource HDR Ir-192	**1,000**	0,996	0,996	0,997	0,999	1,013	1,043
Elekta microSelectron mHDR-v1 (classic)	1,004	**1,000**	1,001	1,001	1,004	1,018	1,047
Elekta microSelectron mHDR-v2	1,004	0,999	**1,000**	1,001	1,003	1,017	1,047
BEBIG HDR Ir-192 GI192M11	1,003	0,999	0,999	**1,000**	1,002	1,016	1,046
Varian GammaMed Plus HDR	1,001	0,996	0,997	0,998	**1,000**	1,014	1,043
Varian VariSource VS2000	0,987	0,983	0,983	0,984	0,986	**1,000**	1,029

CUADRO 8. FACTORES DE CORRECCIÓN POR EL MODELO DE FUENTE, k_{sm,sm_0}, EN RELACIÓN CON DISTINTOS TIPOS DE FUENTES DE ^{192}IR DE HDR Y PDR PARA USO CON UNA CÁMARA DE POZO STANDARD IMAGING HDR 1000 PLUS CON EL CONTENEDOR DE FUENTE DE IRIDIO DE HDR MODELO 70010, BASADOS EN LOS FACTORES DE CORRECCIÓN CALCULADOS CON EL MÉTODO DE MONTECARLO DE LA REFERENCIA [157] CON UNA INCERTIDUMBRE EXPANDIDA DEL 0,4 % (k = 2). (cont.)

sm \ *sm₀*	Elekta Flexisource HDR Ir-192	Elekta microSelectron mHDR-v1 (classic)	Elekta microSelectron mHDR-v2	BEBIG HDR Ir-192 GI192 M11	Varian GammaMed Plus HDR	Varian VariSource VS2000	Varian GammaMed Plus PDR[a]
Varian GammaMed Plus PDR[a]	0,959	0,955	0,955	0,956	0,958	0,972	**1,000**

[a] Factores de corrección para Varian GammaMed Plus PDR Ir-192 calculados después de la publicación de la referencia [157] aplicando el mismo formalismo y empleando el mismo modelo de cámara de pozo y contenedor de fuente para las simulaciones de Montecarlo.

Ejemplo 2: Por otra parte, si un laboratorio de calibración emplea una Varian VariSource modelo VS2000 (sm_0) para calibrar una cámara de pozo Standard Imaging HDR 1000 Plus con un contenedor de fuente de ^{192}Ir de HDR modelo 70010 y el usuario de la cámara de pozo calibrada necesita medir la intensidad de la fuente de un modelo de fuente diferente (sm), por ejemplo, una Elekta HDR ^{192}Ir Flexisource, el coeficiente de calibración de la cámara de pozo consignado en el certificado de calibración debe multiplicarse por el factor de corrección por el modelo de fuente 1,013 con una incertidumbre típica del 0,2 % ($k = 1$).

8.4. COMPROBACIONES DE LA REPETIBILIDAD A CORTO PLAZO PARA CÁMARAS DE POZO QUE SE UTILIZAN COMO INSTRUMENTOS

La monitorización de la evolución de la estabilización del sistema de dosimetría de las cámaras de pozo también puede formar parte de los procedimientos habituales de GC, ya que todo cambio indicaría un posible problema operativo. La evolución de la estabilización a corto plazo puede validarse obteniendo datos inmediatamente después de insertar una fuente dentro de la cámara y hasta que se obtenga una respuesta estable. También deben monitorizarse continuamente la temperatura de la cámara de pozo y la presión atmosférica y aplicarse k_{TP} a la lectura en bruto.

Para determinar los datos de referencia en relación con parámetros como la repetibilidad a corto plazo se llevan a cabo un mayor número de mediciones. La desviación estándar relativa de estas lecturas con respecto a la lectura media se verifica y, a la larga, se analiza si rebasa los límites definidos. También es útil modificar el tiempo de obtención de las mediciones para indagar si en el electrómetro se observa linealidad.

8.5. COMPROBACIONES DE LA ESTABILIDAD A LARGO PLAZO PARA CÁMARAS DE POZO QUE SE UTILIZAN COMO INSTRUMENTOS

La comprobación de la estabilidad en el tiempo de las cámaras de pozo garantiza que el sistema funcione adecuadamente y que las mediciones sean congruentes con las que se realicen en el momento de la calibración. Se aconseja realizar de manera periódica comprobaciones de la estabilidad de las cámaras de pozo que se utilizan como instrumentos tanto en LSCD como en hospitales, al menos cuatro veces por año, y antes y después de cada cambio de fuente.

En principio, el método recomendado para lograr el máximo grado de confianza en un sistema de dosimetría en braquiterapia se basa en la plena redundancia del equipo (es decir, sistemas de respaldo de la cámara de pozo y el contenedor de fuente, el electrómetro, el cable de extensión, y el termómetro/barómetro/higrómetro) y la comparación periódica de los dos sistemas (sección 8.5.1.). En la práctica, no siempre se puede tener acceso a un sistema redundante e independiente de dosimetría de cámara de pozo, sobre todo en los hospitales. En consecuencia, otro método recomendado para comprobar la estabilidad a largo plazo de la cámara es emplear *fuentes de comprobación* que tengan estabilidad mecánica (sección 8.5.2).

A falta de un sistema redundante de dosimetría de cámara de pozo o de una fuente de comprobación adecuada, la respuesta de la cámara puede controlarse con los dos métodos alternativos que se señalan en las secciones 8.5.3 y 8.5.4 (no recomendados en los LSCD). En general, para los métodos que comparan la respuesta de la cámara con un valor de referencia (es decir, fuente de comprobación, haz de radiación externo y fuente de HDR), se aconseja que la constancia de las lecturas corregidas no presente variaciones de más del 0,5 % del valor de referencia. El valor de referencia debería definirse en el momento de la puesta en servicio de la cámara de pozo y en cada recalibración. Se recomienda investigar cualquier discrepancia mayor del 0,5 % [16, 113, 118], y pensar en la posibilidad de recalibrar la cámara de pozo.

8.5.1. Método de la redundancia para analizar sistemas de dosimetría de cámara de pozo

Cuando se mida la misma fuente de radiación con dos sistemas independientes y todas las mediciones se corrijan teniendo en cuenta la desintegración con el mismo tiempo de referencia, los cocientes de las corrientes de ionización corregidas de distintas cámaras de pozo deberían mantenerse constantes por lo general dentro de ±0,1 % de la media móvil. Si la modificación del valor numérico del cociente rebasa este margen, ello puede indicar un problema con una o ambas cámaras de pozo. Para resolver este problema será necesario realizar un análisis, por ejemplo, con alguno de los métodos mencionados en la presente sección (preferiblemente el de fuentes de comprobación).

Por redundancia se entiende en general el que una misma institución cuente con dos sistemas independientes y haga comparaciones entre ellos para comprobar su funcionamiento. Una opción con que podrían contar los usuarios en los entornos clínicos, pero que no se recomienda para los LSCD, es comparar los sistemas de dos instituciones o lugares diferentes utilizando la misma fuente de radiación. Se parte de la idea de que, si las lecturas concuerdan, entonces ambos sistemas funcionan, lo que es razonable pero no entraña una comprobación tan rigurosa como utilizar un sistema redundante en la misma instalación o recurrir a una fuente de comprobación. Sin embargo, esa comparación también facilita intercambios de opinión sobre el mantenimiento y uso del equipo, los procedimientos de medición, el análisis de datos, etc. y puede detectar aspectos a mejorar o posibles averías, por lo que resulta valiosa. Las comparaciones entre centros pueden sin duda considerarse parte de las prácticas de GC generales de toda institución.

8.5.2. Método basado en fuentes de comprobación

Las *fuentes de comprobación* constituyen un medio muy fiable para comprobar el funcionamiento de sistemas. Se recomienda utilizar fuentes de comprobación que tengan estabilidad mecánica, con un período de semidesintegración que puede ser prolongado y una energía comparable a la de la fuente analizada. Para las fuentes de alta energía (es decir, ^{192}Ir, ^{137}Cs y ^{60}Co), el ^{137}Cs, gracias a su período de semidesintegración y energía, es el radionucleido óptimo para producir pequeños tubos que se habrán de utilizar como fuentes de comprobación. En ese tenor, para comprobar la constancia de la cámara para fuentes de LDR de baja energía (por ejemplo, ^{103}Pd, ^{125}I y ^{131}Cs), se recomienda utilizar ^{241}Am [36]. Debido a que con el ^{241}Am en la cámara de pozo se produce una corriente de ionización menor, cabe esperar que se obtengan valores de incertidumbre estadística más altos que con las mediciones de una fuente de ^{137}Cs. Como no siempre resulta fácil obtener ^{241}Am con la forma adecuada para insertarlo en una cámara de pozo, pueden utilizarse fuentes de comprobación de ^{137}Cs para verificar la estabilidad de la cámara con fuentes de baja energía.

La fuente de comprobación se introducirá en la cámara de pozo con el uso de un contenedor/espaciador específico a efectos de verificar la constancia. Es importante utilizar una disposición espacial que pueda reproducirse, colocando la fuente de comprobación en el eje central de la cámara de pozo. Se debería fijar la distancia de referencia de todos los puntos de referencia de la cámara de pozo (por ejemplo, la entrada o el fondo de la cámara) para que la fuente de comprobación se ubique en las inmediaciones de la ubicación óptima para medir la respuesta de la cámara. La rotación del contenedor/espaciador con respecto a la cámara de pozo debe mantenerse también constante a menos que se encuentren en simetría con el eje longitudinal central (por ejemplo, que la constancia de la respuesta indicada tenga una variación menor al 0,05 %). Se recomienda aplicar correcciones para tener en cuenta la temperatura, la presión y la desintegración de la fuente de comprobación.

8.5.3. Método basado en haces de radiación externa

Para este método puede utilizarse un Linac de 6 MV o una unidad de teleterapia de ^{60}Co [16, 118, 160]. En este caso el campo de radiación es muy diferente en cuanto a la energía y las dimensiones y, por tanto, la medición no guarda una correlación tan directa con la medición de las fuentes de braquiterapia. La cámara se coloca en el suelo a una distancia fuente-superficie (SSD) fija ampliada. El campo elegido albergará toda la cámara de pozo e incluirá el segmento más pequeño posible del cable triaxial (para reducir la corriente externa a la cámara), con el electrómetro colocado lejos del campo de radiación primario de la fuente de RTE (es decir, >3 m). La camilla de tratamiento debería plegarse por completo para que no interfiera con el haz primario y no debe haber bandejas u otros dispositivos atenuadores de rayos. La clave está en tener una disposición espacial que pueda reproducirse. Los tiempos de irradiación deberían ser de unos cuantos minutos, lo suficiente para reducir al mínimo el efecto del encendido del haz o los errores del temporizador del obturador, aunque lo suficientemente breves para no rebasar el intervalo de medición del electrómetro. La potencia de salida del haz debe conocerse y estar en conformidad con el protocolo local de dosimetría. Como no hay una correlación directa entre la medición de la energía del haz de radiación externa y la determinación de la intensidad de una fuente de braquiterapia, este método solo sirve para definir un valor de referencia que pueda utilizarse para monitorizar la estabilidad de la cámara a largo plazo. La temperatura, la presión y la humedad relativa de referencia deben registrarse en el momento de tomar la lectura de referencia, y se recomienda corregir las lecturas de la cámara de pozo para tener en cuenta estas condiciones ambientales cada vez que se realice una verificación. A la larga, puede utilizarse un promedio de varias mediciones para sustituir la lectura de referencia inicial.

8.5.4. Método basado en fuentes de HDR

Este método se puede aplicar solamente a falta de un sistema redundante de dosimetría de cámara de pozo (véase 8.5.1) y de fuentes de comprobación (véase 8.5.2). Puede emplearse para monitorizar la estabilidad de cámaras en períodos de algunos meses, en el caso de fuentes de ^{192}Ir [161], y en períodos de algunos años, en el caso de fuentes de ^{60}Co. La fuente de HDR instalada en el equipo de carga diferida en principio puede utilizarse como fuente de comprobación para verificar la estabilidad del sistema hasta que se sustituya la fuente antigua. Se sigue el mismo procedimiento empleado para la calibración de la fuente y el resultado corregido por la desintegración se compara con la medición inicial obtenida durante la instalación. Esta técnica se basa en poder colocar nuevamente de manera satisfactoria la fuente dentro de la cámara y en conocer con exactitud el período de semidesintegración del radionucleido. Como mínimo, el método proporciona confianza en la capacidad para caracterizar correctamente la nueva fuente que habrá de instalarse.

8.6. CAMBIO DE FUENTES Y CERTIFICADOS DE FUENTE EXPEDIDOS POR LOS PROVEEDORES

8.6.1. Pedido y cambio de fuentes

Los pedidos de fuentes de braquiterapia se realizan mediante un proceso en el que de manera clara se documenta y verifica la exactitud de la intensidad de la fuente, el número de fuentes, el radionucleido, las direcciones de expedición y los aspectos reglamentarios. Al recibir las fuentes de braquiterapia normalmente se realizan exploraciones radiológicas, ensayos de frotis y se confirma la entrega con una autoridad nacional. Deberían utilizarse medidores de radiación con calibraciones válidas para la calidad de radiación concreta con el fin de determinar la máxima tasa de dosis (mSv/h) en contacto con el bulto y a 1 m de la superficie para compararla con el valor del índice de transporte (si aparece en la etiqueta del bulto). Tiene que comprobarse el etiquetado correcto del bulto, con el nombre y dirección del remitente, el tipo de etiqueta, el radionucleido indicado y la actividad (unidades de Bq).

Según las reglamentaciones locales, los oficiales de seguridad radiológica, los físicos médicos, los metrólogos u otros profesionales responsables de hospitales y LSCD someterán a pruebas el equipo utilizado que estuvo en contacto con la fuente para determinar si se produjo contaminación por radionucleidos. Se realizará un ensayo de frotis de las superficies exterior e interior del bulto para comprobar si se contaminó. En el caso de las fuentes emisoras de fotones, la actividad mínima detectable (AMD) es de 185 Bq (5 nCi). El físico debería tener acceso a un sistema de ensayo de frotis que esté calibrado con AMD y a configuraciones de sistema específicos del radionucleido que se ha pedido. Utilizando modernos centelleadores de pozo de cristales de NaI, fotomultiplicadores y sistemas de contaje de impulsos que emplean discriminadores de menor nivel para mejorar la relación señal-ruido, pueden realizarse eficientemente recuentos de fondo y de ensayos de frotis y cumplir los requisitos relativos a la AMD. La última tarea será actualizar el inventario local con la actividad recibida, la fecha procedente y el número de fuentes. Por lo general la actividad declarada por el fabricante se utiliza para fines de inventario. Podría ser necesario llevar a cabo otras actividades específicas que estipule la legislación nacional. También se espera que la disposición final de las fuentes usadas se realice conforme a las recomendaciones y normas adecuadas.

8.6.2. Función en los hospitales del certificado de fuente expedido por el proveedor

Las fuentes de braquiterapia van acompañadas de un certificado que proporciona el proveedor en el que se declara la intensidad de la fuente que determinó el fabricante. La trazabilidad a un patrón primario debe ser declarada. Se recomienda utilizar la actividad de fuente que se enuncia únicamente a efectos de la concesión de la licencia, el inventario y el transporte, puesto que no es pertinente para determinar la intensidad de la fuente o calcular dosis en el ámbito clínico [88, 142]. No se recomienda que un tercero (distinto del fabricante o un físico médico) haga mediciones de intensidad de la fuente como medio para satisfacer el requisito de medir la intensidad de la fuente de manera independiente [25].

8.6.2.1. Calibración de la fuente de HDR

Se recomienda que un físico médico cualificado para las labores asistenciales mida la intensidad de la fuente y que luego esa medición se utilice como dato de referencia para la consola de tratamiento del equipo de carga diferida (y el SPT) [162]. Es importante realizar una medición independiente empleando un sistema dosimétrico de cámara de pozo cuya calibración sea trazable y conforme a un código de práctica nacional o internacional [25, 37, 118, 119, 123, 141, 163]. En particular, se recomienda medir por separado la intensidad de cada fuente de braquiterapia de HDR emisora de fotones antes de darles uso clínico. Cabe esperar que se aplique el procedimiento descrito en los párrafos anteriores de conformidad con el código de práctica vigente.

En las fuentes de HDR la incertidumbre típica de la intensidad de la fuente declarada en el certificado del fabricante es del 5 % ($k = 3$), con una probabilidad de cobertura de aproximadamente el 99,7 %. Para una distribución normal esto equivale a una incertidumbre del 3,3 % ($k = 2$), con una probabilidad de cobertura de aproximadamente el 95 %. Basándose en las incertidumbres de los coeficientes de calibración de cámaras de pozo, que pueden conseguirse con los métodos de calibración actuales, la discrepancia entre la intensidad de la fuente declarada en el certificado de calibración de la fuente y la medida por el físico médico suele ser de menos del 3 %. Se recomienda analizar las discrepancias mayores del 3 %. Si se observan discrepancias mayores del 5 %, se recomienda no utilizar la fuente en entornos clínicos hasta que se hayan hecho cuadrar las diferencias [123, 141]. Los valores de intensidad de la fuente mencionados en el certificado y los medidos por el físico médico deben coincidir en el margen de sus incertidumbres expandidas declaradas con un factor de cobertura de $k = 2$.

Si la consola de control de tratamiento del equipo de carga diferida o el SPT requiere una magnitud física diferente de la medida, la magnitud medida debe ser objeto de las conversiones adecuadas para obtener la magnitud requerida.

8.6.2.2. Fuentes de LDR

En el caso de las fuentes de LDR como las semillas de baja energía emisoras de fotones, el flujo de trabajo en los entornos clínicos no siempre permite medir la intensidad de la fuente antes de implantar la semilla [88]. Tal vez no sea posible medir las semillas por el hecho de que estas se transportan en cartuchos o tiras estériles. En consecuencia, se recomienda firmemente que se encarguen y calibren otras semillas, obtenidas del mismo lote que las que vayan a implantarse [25]. Estas otras semillas se encargarán al mismo tiempo que las que vayan a implantarse y podrían transportarse a un lugar diferente para facilitar la medición.

En cuanto a los implantes de LDR permanentes en general se extienden dos recetas, una antes de hacer el implante (para facilitar el pedido de la semilla) y otra después. Prácticamente la intensidad de la fuente encargada se incluye en la receta que se expide antes de hacer el implante, que puede diferir algo de los valores incluidos en el certificado de calibración del fabricante y los medidos por el físico médico. Esas semillas se fabrican en lotes y el fabricante notifica la energía media de las fuentes. Se recomienda que el físico médico cualificado para las labores asistenciales compare de manera independiente la intensidad nominal y la intensidad medida del lote de fuentes utilizando un sistema dosimétrico de cámara de pozo cuya calibración sea trazable. Si entre la intensidad media de la fuente medida para un ensayo de fuentes de al menos cinco semillas y el valor especificado en el certificado de la fuente emitido por el fabricante hay una diferencia menor al 5 %, en principio, las fuentes pueden utilizarse para fines clínicos. Si la diferencia es mayor al 5 %, se recomienda ampliar el ensayo de las fuentes con otras cinco semillas y repetir la comparación. Si la muestra de la fuente no puede ampliarse o se confirma la discrepancia después de aumentar el número de fuentes medidas del mismo lote, se recomienda señalar esta discrepancia a la atención del fabricante [88]. El radioncólogo debería ser consultado para decidir acerca del uso clínico de este lote de fuentes.

La receta que se expide después de hacer el implante incluye el radionucleido, el número de semillas y la intensidad total de la fuente implantada. La intensidad de la fuente encargada suele obtenerse de un nomograma utilizado para estimar las condiciones de implantación. La intensidad de la fuente medida por el físico médico se emplea en la receta que se expide tras haber hecho el implante y, preferiblemente, debe incluirse en el plan de tratamiento preimplante y durante el proceso de planificación de tratamiento intraoperatorio. Al igual que en el caso de las fuentes de HDR, si el SPT requiere una magnitud física diferente de la RAKR, se espera que se lleve a cabo una conversión apropiada para pasar de la RAKR a esa magnitud.

Para los implantes de LDR temporales, como ocurre con las semillas de ^{125}I o los tubos de ^{137}Cs, el físico médico mide la intensidad de la fuente y se espera que este valor de intensidad de la fuente, con una corrección adecuada para tener en cuenta la desintegración, se utilice para todos los pacientes. En el caso de fuentes independientes, es aceptable que entre la intensidad de la fuente medida y la declarada por el fabricante haya una diferencia de hasta el 6,0 % [25, 88]. En el caso de diferencias superiores al 6 % es importante que el radioncólogo sea consultado para decidir acerca del uso de esa fuente. En otras publicaciones se esbozan algunas otras circunstancias que no se consideran en esta sección [25].

8.6.2.3. Fuentes emisoras beta

Las fuentes de braquiterapia emisoras beta por lo general se utilizan en aplicadores oftálmicos, placas oculares o fuentes de BIVT. El número de laboratorios que ofrecen calibraciones para estas fuentes ha descendido considerablemente en las últimas décadas porque se redujo el uso clínico de las fuentes. No obstante, recientemente se han lanzado al mercado nuevas fuentes para uso en placas oculares. Entre ellas cabe mencionar las placas oculares cóncavas de ^{106}Ru/^{106}Rh de diversas dimensiones con patrones de calibración que actualmente se están desarrollando. Una vez que se haya establecido un sistema de calibraciones, con una cámara de ionización de placas paralelas y una disposición espacial de referencia podrán hacerse calibraciones en los entornos clínicos. El enfoque propuesto se describe a grandes rasgos en Hansen y otros [53].

Las cámaras de pozo para fuentes de BIVT de ^{90}Sr/^{90}Y aún se están calibrando. El tren de fuentes de 30 mm se está calibrando por medio del cálculo del coeficiente de calibración expresado en función de la dosis absorbida en agua y su correspondiente valor de incertidumbre. Se debería utilizar para la calibración una cámara de pozo con una ubicación óptima de longitud apropiada.

9. CÁLCULO DE INCERTIDUMBRES EN LA DETERMINACIÓN DE LA TASA DE REFERENCIA DE KERMA EN AIRE EN CONDICIONES DE REFERENCIA

Desde mediados de los años 90 muchos LPCD han venido elaborando patrones primarios de kerma en aire para fuentes de braquiterapia de LDR (^{103}Pd, ^{125}I, ^{131}Cs e ^{192}Ir) y fuentes de braquiterapia de HDR (^{60}Co e ^{192}Ir) [77] (véase la sección 6). Según el método de medición, el tipo de fuente y el patrón primario que se utilicen, las incertidumbres típicas relativas (k = 1) en la medición de la RAKR (o AKS) de las fuentes de braquiterapia calculadas por diferentes LPCD oscilan entre un 0,8 % y un 1,3 % en las fuentes de LDR, y entre un 0,6 % y un 1,5 % en las fuentes de HDR. En cuanto a los LSCD, las incertidumbres típicas (k = 1) por lo general oscilan entre un 0,9 % y un 1,5 % en las fuentes de LDR y entre un 0,7 % y un 1,7 % en las fuentes de HDR.

Las incertidumbres que afectan a las distintas magnitudes físicas o los procedimientos que contribuyen a la determinación general de la RAKR pueden presentarse en diversas etapas durante toda la cadena de difusión del patrón. La suma en cuadratura de las incertidumbres resultantes de las diferentes etapas da como resultado la incertidumbre típica combinada. En el cuadro 9 figuran ejemplos de cálculos de los niveles de incertidumbre que pueden alcanzarse en la medición de la RAKR para una fuente de LDR de ^{125}I, sobre la base de lo especificado en las referencias [82, 142, 164 a 166], y en el cuadro 10 para una fuente de HDR de ^{192}Ir. Estos cuadros contienen una lista de incertidumbres típicas relativas de magnitudes físicas o procedimientos empleados durante toda la cadena de trazabilidad a partir de que los usuarios finales miden fuentes de braquiterapia de LDR de ^{125}I o de HDR de ^{192}Ir y hasta el nivel del LPCD. En ambos casos se presentan dos hipótesis ilustrativas para establecer cálculos de incertidumbres. Como se recomienda en el presente código de práctica, las cámaras de pozo se utilizan como instrumentos de referencia.

Las magnitudes físicas y procedimientos que figuran en el cuadro 9 y el cuadro 10, así como los valores para los porcentajes indicados, solo se presentan a modo de ejemplo. Es fundamental que los usuarios finales realicen su propia evaluación de incertidumbres basándose en sus propios procedimientos y equipo de medición. No es posible presentar un análisis genérico de incertidumbres que puedan utilizar todos los usuarios. Como solución general se recomienda que los valores de incertidumbre que se tomen en cuenta estén respaldados por los datos científicos correspondientes. De preferencia, para lograr esto los valores se obtienen a partir de los ensayos de control de calidad de los instrumentos de medición. Otra posibilidad sería usar los especificados por el fabricante. En la práctica, para una tarea determinada, a menudo se recomienda en primer lugar definir el nivel de incertidumbre deseado y luego adoptar las medidas apropiadas para obtenerlo.

Se brinda más información sobre el formalismo en la *Evaluación de datos de medición – Guía para la Expresión de la Incertidumbre de Medida* [167] y en el apéndice VI. Además, el documento IAEA-TECDOC-1585, *Measurement Uncertainty* [168] proporciona orientación a los LSCD sobre la evaluación y comunicación de las incertidumbres de medición asociadas a sus servicios de calibración.

Con respecto al cuadro 9 relacionado con una fuente de braquiterapia de LDR de ^{125}I, la hipótesis 1 describe un caso en que se emplea un dosímetro de referencia cuyo funcionamiento cumple o supera los requisitos de este código de práctica. Es un caso en que las condiciones de irradiación están estrictamente controladas (es decir, en cuanto a la posición de la semilla, la densidad del aire, la selección de los factores de corrección, etc.) y se aplican las correcciones pertinentes para tener en cuenta las magnitudes de influencia.

La hipótesis 2 del cuadro 9 muestra una *situación posible pero subóptima* en que no se controlan ni monitorizan las condiciones de medición y no se aplican algunos factores de corrección. Por ejemplo, la cámara no ha alcanzado el equilibrio térmico, la presión atmosférica no se mide con exactitud y la señal emite ruido sin la debida sustracción del fondo. En ambas hipótesis se da por sentado que se aplican los factores de corrección adecuados en función del modelo de fuente concreto. Suponiendo incertidumbres típicas para la constante de tasa de dosis Λ del 2,5 % [82] y del 3,5 % para las hipótesis 1 y 2, respectivamente, a partir de los valores de $\dot{K}_{\delta,\mathrm{R}}$ indicados en el cuadro 9, la incertidumbre expandida (k = 2) asociada con la determinación de la dosis absorbida en agua en el punto de referencia, $\dot{D}_{\mathrm{W}}(\mathrm{r}_0,\theta_0)$, daría por resultado un 5,4 % y un 8,0 %, respectivamente.

CUADRO 9. EJEMPLO DE CÁLCULO DE LA INCERTIDUMBRE TÍPICA RELATIVA DE $\dot{K}_{\delta,\mathrm{R}}$ MEDIDA CON UNA CÁMARA DE POZO CALIBRADA (DETERMINACIÓN PARA UNA TÍPICA SEMILLA DE ^{125}I PARA LDR[a])

Magnitud física o procedimiento[b]	Incertidumbre típica relativa (%)	
	Hipótesis 1	Hipótesis 2
Etapa 1: Calibración del patrón de referencia en función de la RAKR en un LPCD (en función de la RAKR)		
Determinación del coeficiente de calibración	0,8	1,3

CUADRO 9. EJEMPLO DE CÁLCULO DE LA INCERTIDUMBRE TÍPICA RELATIVA DE $\dot{K}_{\delta,R}$ MEDIDA CON UNA CÁMARA DE POZO CALIBRADA (DETERMINACIÓN PARA UNA TÍPICA SEMILLA DE ^{125}I PARA LDR[a]) (cont.)

Magnitud física o procedimiento[b]	Incertidumbre típica relativa (%)	
	Hipótesis 1	Hipótesis 2
Incertidumbre combinada (etapa 1)	**0,8**	**1,3**
Etapa 2: Medición de la RAKR en un LSCD con el patrón de referencia [véase la ecuación (12)]		
Estabilidad a largo plazo del patrón secundario	0,1	0,2
Medición de la corriente	0,2	0,4
Disposición y ubicación de la semilla	0,2	0,3
Factor de corrección por la recombinación de iones	0,1	0,2
Factor de corrección por la temperatura y la presión	0,1	0,5
Efecto de la humedad	0,1	0,3
Incertidumbre combinada (etapas 1 + 2)	**0,9**	**1,5**
Etapa 3: Definición del coeficiente de calibración del sistema dosimétrico de la cámara de pozo que se habrá de calibrar [véase la ecuación (15)]		
Medición de la corriente	0,2	0,4
Disposición y ubicación de la semilla	0,2	0,3
Factor de corrección por la recombinación de iones	0,1	0,2
Factor de corrección por la desintegración radiactiva	0,1	0,2
Factor de corrección por la temperatura y la presión	0,1	0,5
Efecto de la humedad	0,1	0,3
Incertidumbre combinada (etapas 1 + 2 + 3)	**0,9**	**1,7**
Etapa 4: Medición de la RAKR en un hospital con un sistema dosimétrico de cámara de pozo calibrado [véase la ecuación (12)]		
Estabilidad a largo plazo de la cámara calibrada	0,1	0,2
Medición de la corriente	0,2	0,4

CUADRO 9. EJEMPLO DE CÁLCULO DE LA INCERTIDUMBRE TÍPICA RELATIVA DE $\dot{K}_{\delta,\mathrm{R}}$ MEDIDA CON UNA CÁMARA DE POZO CALIBRADA (DETERMINACIÓN PARA UNA TÍPICA SEMILLA DE ^{125}I PARA LDR[a]) (cont.)

Magnitud física o procedimiento[b]	Incertidumbre típica relativa (%)	
	Hipótesis 1	Hipótesis 2
Disposición y ubicación de la semilla	0,2	0,3
Factor de corrección por la recombinación de iones	0,1	0,2
Factor de corrección por la temperatura y la presión	0,2	0,5
Efecto de la humedad	0,1	0,3
Incertidumbre típica combinada para	**1,0**	**1,9**
Incertidumbre expandida (k = 2) para $\dot{K}_{\delta,\mathrm{R}}$	**2,0**	**3,8**

[a] Este cuadro proporciona un ejemplo de cálculo de la incertidumbre para una semilla de ^{125}I para LDR. Es indispensable que los usuarios finales realicen su propia evaluación de incertidumbre basándose en sus propios procedimientos y equipo de medición.

[b] Es preciso incluir una incertidumbre típica relativa del 0,4 % para cualquiera de las cuatro etapas del cálculo de incertidumbres en que se realicen mediciones a gran altitud o presiones muy bajas, donde se debe aplicar un factor de corrección por la altitud. Los componentes de incertidumbre adicionales y todos los demás componentes de incertidumbre enumerados en el cuadro 9 tendrán que sumarse en cuadratura para calcular una incertidumbre típica combinada corregida.

En el cuadro 10, relativo a una fuente de braquiterapia de HDR de ^{192}Ir, la hipótesis 1 describe un caso en que se utiliza un dosímetro de referencia cuyo funcionamiento cumple o supera los requisitos del presente código de práctica. Es un caso en que las condiciones de irradiación están estrictamente controladas (es decir, en función del modelo de fuente, el posicionamiento de la fuente, la densidad del aire, etc.) y se aplican las correcciones pertinentes para tener en cuenta las magnitudes de influencia. En esta hipótesis se emplea el mismo modelo de fuente en las calibraciones y en las mediciones en los hospitales y, por tanto, no se requieren correcciones por los modelos de fuente ni calcular las incertidumbres conexas.

La hipótesis 2 del cuadro 10 describe una *situación realista pero subóptima,* en que las condiciones de medición no están controladas ni monitorizadas y no se aplican algunos factores de corrección. Por ejemplo, la fuente utilizada en el LSCD es diferente de la del LPCD y se emplea un factor de corrección por el modelo de fuente del cuadro 8. En el cálculo de incertidumbres se incluye una incertidumbre típica asociada al uso de este factor de corrección (0,2 % en el cuadro 10, etapa 2, hipótesis 2). Si no se dispone de factores de corrección publicados para el modelo de fuente, por ejemplo, si el hospital emplea un tipo diferente de cámara de pozo o un nuevo tipo de fuente de ^{192}Ir que no aparece en el cuadro 8, se añadirá un componente de incertidumbre adicional para la hipótesis 2 (véase el cuadro 10, etapa 4, hipótesis 2). Aunque no es posible dar cuenta de todos los diseños de fuentes ni de cámaras de pozo que se fabricarán en el futuro, sobre la base del mayor factor de corrección por el modelo de fuente para las fuentes de HDR de ^{192}Ir enumeradas en el cuadro 8 (es decir, 1,018 para el binomio VariSource VS2000/Elekta microSelectron-v1), que equivale a una desviación del 1,8 %, se recomienda considerar un componente de incertidumbre del 2 % como mínimo (véase el cuadro 10, etapa 4, hipótesis 2). En sentido estricto, el valor del 2 % (un 1,8 % redondeado) es una "desviación" más que una "incertidumbre". Con todo, para esta hipótesis de medición subóptima debe incluirse el componente adicional de incertidumbre en el factor de corrección por el modelo de fuente que figura en el cuadro 10, etapa 4, hipótesis 2. El componente de incertidumbre podría ser incluso más alto, por ejemplo, para las fuentes de PDR que pueden tener formas muy diferentes a las de las fuentes de HDR (como se menciona en la sección 8.3).

Suponiendo incertidumbres típicas para la constante de tasa de dosis Λ del 0,5 % [82] y del 5 % para las hipótesis 1 y 2, respectivamente, a partir de los valores de $\dot{K}_{\delta,\mathrm{R}}$ indicados en el cuadro 10, la incertidumbre expandida (k = 2) asociada a la determinación de la dosis absorbida en agua en el punto de referencia, $\dot{D}_{\mathrm{W}}(\mathrm{r}_0, \theta_0)$, daría por resultado un 1,9 % y un 11,5 %, respectivamente.

CUADRO 10. EJEMPLO DE CÁLCULO DE LA INCERTIDUMBRE TÍPICA RELATIVA DE $\dot{K}_{\delta,\mathrm{R}}$ MEDIDA CON UNA CÁMARA DE POZO CALIBRADA (DETERMINACIÓN PARA UNA TÍPICA FUENTE DE ^{192}IR PARA HDR[a])

Magnitud física o procedimiento	Incertidumbre típica relativa (%)	
	Hipótesis 1	Hipótesis 2
Etapa 1: Calibración del patrón de referencia en función de la RAKR en un LPCD (en función de la RAKR)		
Determinación del coeficiente de calibración	0,6	1,5
Incertidumbre combinada (etapa 1)	**0,6**	**1,5**

CUADRO 10. EJEMPLO DE CÁLCULO DE LA INCERTIDUMBRE TÍPICA RELATIVA DE $\dot{K}_{\delta,\mathrm{R}}$ MEDIDA CON UNA CÁMARA DE POZO CALIBRADA (DETERMINACIÓN PARA UNA TÍPICA FUENTE DE ^{192}IR PARA HDR[a]) (cont.)

Magnitud física o procedimiento	Incertidumbre típica relativa (%)	
	Hipótesis 1	Hipótesis 2
Etapa 2: Medición de la RAKR en un LSCD con el patrón de referencia [véase la ecuación (12)]		
Estabilidad a largo plazo del patrón secundario	0,1	0,2
Medición de la corriente	0,1	0,3
Disposición y ubicación de la fuente	0,2	0,3
Factor de corrección por la recombinación de iones	0,1	0,2
Factor de corrección por la temperatura y la presión	0,1	0,5
Efecto de la humedad	0,1	0,3
Factor de corrección por el modelo de fuente	0	0,2
Incertidumbre combinada (etapas 1 + 2)	**0,7**	**1,7**
Etapa 3: Definición del coeficiente de calibración del sistema dosimétrico de la cámara de pozo que se habrá de calibrar [véase la ecuación (15)]		
Medición de la corriente	0,1	0,3
Disposición y ubicación de la fuente	0,2	0,3
Factor de corrección por la recombinación de iones	0,1	0,2
Factor de corrección por la desintegración radiactiva	0,1	0,2
Factor de corrección por la temperatura y la presión	0,1	0,5
Efecto de la humedad	0,1	0,3
Incertidumbre combinada (etapas 1 + 2 + 3)	**0,7**	**1,9**
Etapa 4: Medición de la RAKR en un hospital con un sistema dosimétrico de cámara de pozo calibrado [véase la ecuación (12)]		
Estabilidad a largo plazo de la cámara calibrada	0,1	0,2

CUADRO 10. EJEMPLO DE CÁLCULO DE LA INCERTIDUMBRE TÍPICA RELATIVA DE $\dot{K}_{\delta,R}$ MEDIDA CON UNA CÁMARA DE POZO CALIBRADA (DETERMINACIÓN PARA UNA TÍPICA FUENTE DE ^{192}IR PARA HDR[a]) (cont.)

Magnitud física o procedimiento	Incertidumbre típica relativa (%)	
	Hipótesis 1	Hipótesis 2
Medición de la corriente	0,1	0,3
Disposición y ubicación de la fuente	0,2	0,3
Factor de corrección por la recombinación de iones	0,1	0,2
Factor de corrección por la temperatura y la presión	0,2	0,5
Efecto de la humedad	0,2	0,3
Factor de corrección por el modelo de fuente	0	2
Incertidumbre típica combinada para $\dot{K}_{\delta,R}$	**0,8**	**2,8**
Incertidumbre expandida (*k* = 2) para $\dot{K}_{\delta,R}$	**1,7**	**5,7**

[a] Este cuadro proporciona un ejemplo de cálculo de la incertidumbre para una fuente de ^{192}Ir para HDR. Es indispensable que los usuarios finales realicen su propia evaluación de incertidumbre basándose en sus propios procedimientos y equipo de medición.

10. APLICACIÓN DE MAGNITUDES DE REFERENCIA EN LOS HOSPITALES

En general, los cálculos de dosis de braquiterapia se basan en un formalismo coherente que utiliza parámetros dosimétricos para la administración de dosis uniformes en todo el mundo. Los componentes del formalismo suelen ser, entre otros, una medición de la intensidad de la fuente para determinar la potencia de salida de una fuente de braquiterapia específica, así como los parámetros dosimétricos que se aplican a un modelo de fuente determinado. Este enfoque presupone prácticas de fabricación uniformes, de modo que, si se hace la caracterización dosimétrica de un modelo de fuente en particular en cualquier momento, los resultados podrán aplicarse a todas las fuentes del mismo modelo.

Para evitar errores de cálculo de dosis, se recomienda encarecidamente utilizar únicamente las magnitudes y unidades consignadas en la sección 3 del presente código de Práctica para la caracterización de las fuentes de braquiterapia. Como se señaló anteriormente en el documento IAEA-TECDOC-1274, *Calibration of Photon and Beta Ray Sources Used in Brachytherapy: Guidelines on Standardized Procedures at Secondary Standards Dosimetry Laboratories (SSDLs) and Hospitals* [36], se requiere tener especial cuidado al convertir magnitudes que ya se han convertido. Por ejemplo, si la calibración de la fuente realizada por el fabricante cuenta con trazabilidad directa a un laboratorio de calibración, pero en el certificado de la fuente se consigna una intensidad de fuente diferente, la magnitud que aparece en el certificado debe primero reconvertirse a la magnitud de la calibración mediante una división entre el coeficiente de conversión utilizado por el fabricante. Solo entonces podrá realizarse la conversión a la magnitud deseada en un solo paso. Si no se sigue este procedimiento, existe el riesgo de que el fabricante haya convertido la intensidad de la fuente citada en el certificado con base en un factor diferente del utilizado por el usuario final y que se pierda la trazabilidad de la intensidad de la fuente.

A continuación se detalla la aplicación de las magnitudes de calibración para distintas fuentes de braquiterapia, incluida una introducción de los métodos que se emplean para calcular la distribución de dosis. En el cuadro 11 se resume parte de la información suministrada.

10.1. FUENTES RADIACTIVAS EMISORAS DE FOTONES

El formalismo dosimétrico empleado en todo el mundo en los SPT de braquiterapia, para la mayoría de las aplicaciones intracavitarias, intersticiales e intraluminales, administradas con fuentes de HDR y LDR emisoras de fotones, se basa en el informe TG-43 de la AAPM [23, 79 a 83]. Un aspecto fundamental de este informe es que en él se utiliza la intensidad de la fuente calibrada. La tasa de dosis en agua calculada en cualquier punto determinado es directamente proporcional a la intensidad de la fuente y otras magnitudes de influencia, como se indica en las ecuaciones (34) y (35).

$$\dot{D}(r,\theta)=S_{\mathrm{K}}\Lambda\frac{G_{\mathrm{X}}(r,\theta)}{G_{\mathrm{X}}(\mathrm{r}_0,\theta_0)}g_{\mathrm{X}}(r)F(r,\theta) \tag{34}$$

$$\dot{D}(r,\theta)=\dot{K}_{\delta,\mathrm{R}}\Lambda_{\mathrm{r}_0}\frac{G_{\mathrm{X}}(r,\theta)}{G_{\mathrm{X}}(\mathrm{r}_0,\theta_0)}g_{\mathrm{X}}(r)F(r,\theta) \tag{35}$$

CUADRO 11. MAGNITUDES DE CALIBRACIÓN RECOMENDADAS PARA LAS DISTINTAS FUENTES DE BRAQUITERAPIA Y MÉTODOS CONEXOS PARA CALCULAR LA DISTRIBUCIÓN DE DOSIS

Tipo de radiación	Aplicaciones clínicas de BT	Magnitudes de calibración recomendadas	Métodos que pueden utilizarse para calcular la distribución de dosis
Fotón (radionucleido)	Intracavitaria, intersticial, intraluminal, oftálmica	$\dot{K}_{\delta,\mathrm{R}}$, S_K, $\dot{D}_{\mathrm{W,R}}$	Método del informe TG-43, método adaptado del informe TG-43, o método de Montecarlo
	Superficial		Cálculo manual, datos de biblioteca, método del informe TG-43, método de Montecarlo, método basado en una medición de cámara de ionización [181]
Beta	Intravascular	$\dot{D}_\mathrm{W}(2\ \mathrm{mm})$	Método basado en PDD
	Oftálmica	—[a,b]	Método basado en PDD, método adaptado del informe TG-43, o método de Montecarlo
Fotón (BTe)	Intracavitaria	—[a,c]	Método adaptado del informe TG-43 o método de Montecarlo
	Superficial		Método basado en PDD o Montecarlo

[a] No provistas en este código de práctica.
[b] Puede obtenerse información útil en el apéndice IV.
[c] Puede obtenerse información útil en el apéndice III.

donde la ecuación (35) representa una variación del formalismo original del informe TG-43, y $\dot{K}_{\delta,\mathrm{R}}$ se utiliza en lugar de S_K para expresar la intensidad de la fuente. Estas ecuaciones pueden aplicarse para la caracterización dosimétrica bidimensional de una fuente de braquiterapia, con el sistema de coordenadas de referencia mencionado en la figura 1.

En ambos casos, determinadas las constantes de tasa de dosis Λ o Λ_{r_0}, la tasa de dosis en agua en el punto de referencia P(r0, θ0) se obtiene según las ecuaciones (3) y (4), respectivamente. Los otros términos de las ecuaciones (34) y (35) son magnitudes de influencia de la tasa de dosis:

a) Función geométrica $G_X(r, \theta)$
b) Función de dosis radial $g_X(r)$
c) Función de anisotropía bidimensional $F(r, \theta)$

donde X se sustituye con P o L para indicar si se ha escogido la aproximación puntual o lineal de la fuente, respectivamente. En algunos casos se elige una versión simplificada de la ecuación (34) y la ecuación (35) con la función de anisotropía unidimensional $\Phi_{an}(r)$ en lugar de $F(r, \theta)$. En el apéndice V aparece una descripción más amplia del formalismo del informe TG-43 y de cada una de estas funciones. La organización de calibración alemana Deutsches Institut Für Normung (DIN) publicó *Norm DIN-6803-2, Dosimetry for Photon Brachytherapy – Part 2* [169], que presenta un coeficiente de calibración específico para la cámara de pozo que incorpora Λ y está en armonía con el formalismo del informe TG-43 en todos los demás aspectos.

El cálculo de distribución de dosis en la braquiterapia superficial administrada con aplicadores cónicos (por ejemplo, aplicadores del tipo Valencia y Leipzig) [170 a 177] suele basarse en el cálculo manual o en datos de distribución de dosis bidimensional previamente calculados que tienen que reajustarse según la intensidad de la fuente que efectivamente se emplea [29, 178]. Los datos de biblioteca para las fuentes de HDR de ^{192}Ir de Nucletron y los aplicadores del tipo Valencia y Leipzig pueden obtenerse en línea [179]. La caracterización dosimétrica de la fuente dentro del aplicador, con la tapa plástica colocada sobre el extremo del aplicador, puede lograrse con cámaras de ionización de placas paralelas de pequeño volumen [180, 181].

Los aplicadores de solapa (por ejemplo, el aplicador de tipo Freiburg), que se utilizan en general para tratar lesiones más amplias que las tratadas con aplicadores caliciformes, suelen emplearse junto con el algoritmo del informe TG-43 [29].

En las aplicaciones de BTe intracavitaria pueden emplearse otros métodos para calcular la dosis a partir del formalismo del informe TG-43 [182], en los que la intensidad de la fuente se mide directamente en función de $\dot{D}_{W,R}$ [183], o $\dot{D}_W(r_0,\theta_0)$ se obtiene aplicando un factor específico a la magnitud física que caracteriza la intensidad de la fuente [184].

10.2. FUENTES RADIACTIVAS EMISORAS BETA

Dadas sus propiedades radiológicas diferentes de las que tienen las fuentes emisoras de fotones, las mediciones dosimétricas para las fuentes de braquiterapia emisoras beta no se caracterizan fácilmente con el formalismo del informe TG-43 debido al decaimiento no exponencial de la dosis. La caracterización se complica aún más para las fuentes planas como las placas oculares o para los tratamientos de la duramadre raquídea en los que la distribución del radionucleido no se calcula con exactitud con segmentos de puntos o líneas [185, 186]. Por tanto, los cálculos de dosis se limitan en general a determinaciones por puntos o unidimensionales de dosis y profundidad [28].

En el caso de las fuentes lineales, como las fuentes emisoras beta de BIVT, los informes TG-60 y TG-149 de la AAPM proponen un método recomendado para normalizar la dosis en una profundidad de 2 mm y hacer mediciones dosimétricas utilizando un sistema de coordenadas cartesianas en lugar del sistema de coordenadas polares que conlleva el formalismo de cálculo de dosis del informe TG-43 [26, 187].

En cuanto a las placas oculares, para la planificación de tratamientos clínicos se ha elaborado un método que modifica el formalismo de cálculo de dosis del informe TG-43 [27, 188].

Aunque los métodos de calibración de fuentes y cálculo de dosis para las fuentes emisoras beta están a la zaga de los de las fuentes emisoras de fotones, cabe señalar que pueden ofrecer ventajas para la radioterapia conformada.

10.3. REGISTROS DE FUENTES DE BRAQUITERAPIA

En los servicios de braquiterapia debe haber un sistema de buenas prácticas y gestión de la calidad debido a que, para utilizar fuentes de braquiterapia, es necesario contar con patrones sólidos para calibración y medición dosimétrica. Las labores de armonización a nivel mundial exigen confirmar que los programas de calibración de fuentes de fabricantes cuentan con trazabilidad a un patrón primario de calibración por medio de la transferencia del patrón de calibración a un LSCD (o LCDA), que se han realizado comparaciones de intensidad de las fuentes para demostrar la exactitud y constancia del programa de calibración y que se han evaluado los parámetros dosimétricos de las fuentes (por ejemplo, la constante de tasa dc dosis) aplicando dos métodos independientes [189, 190].

En el caso de que una fuente cumpla estos requisitos dosimétricos previos, el fabricante de la fuente (o un usuario clínico) podrá presentar una solicitud para que se incluya la fuente en el Registro de Fuentes de Braquiterapia (BSR). El BSR está gestionado conjuntamente por la AAPM y el Centro de Garantía de Calidad del Núcleo de Imagenología y Radioncología (IROC) Houston. El Grupo de Trabajo del BSR de la AAPM lleva a cabo el examen de solicitudes para incluir fuentes en el BSR, y, seguidamente, formula una recomendación al Subcomité de Braquiterapia de la AAPM. Las fuentes incluidas en el BSR, los requisitos dosimétricos previos de la AAPM y otros materiales importantes pueden obtenerse en línea [89]. A los fabricantes que no cumplan los requisitos dosimétricos previos se les pide que los cumplan, pero se les elimina del BSR si adoptan medidas insuficientes.

La Sociedad Europea de Radioterapia y Oncología (ESTRO) mantiene una base de datos de fuentes de braquiterapia en la que, en un práctico formato de hoja de cálculo [91], figuran los parámetros dosimétricos y las fuentes que aún no cumplen o que han dejado de cumplir los requisitos dosimétricos previos de la AAPM. La armonización de estos dos registros se mantiene gracias a la participación conjunta y la dirección del Grupo de Trabajo del BSR integrado por miembros de la AAPM y la ESTRO.

10.4. INCERTIDUMBRES TÍPICAS EN LA DOSIMETRÍA DE PACIENTES

Las incertidumbres en el proceso de administración de dosis podrían influir en los resultados clínicos tanto en lo que respecta al control local de la enfermedad como a las reacciones adversas. En los tratamientos de braquiterapia de LDR y HDR, para calcular las incertidumbres clínicas generales se suman cada una de las contribuciones a la incertidumbre relacionadas con varios parámetros, por ejemplo:

a) calibraciones de intensidad de la fuente con trazabilidad a un LPCD;
b) determinaciones de datos de Λ, G_X, g_X, F o Φ_{an} empleadas en los cálculos e interpolaciones para la planificación de tratamientos, si se aplica el algoritmo del informe TG-43. Hay otros cálculos de variables que pueden utilizarse si se aplican métodos de cálculo de dosis diferentes del algoritmo del informe TG-43;
c) técnicas de imagenología y colocación y reconstrucción de aplicador/catéter/fuente;
d) delimitación del blanco (incluida la variabilidad intraobservador e interobservador);
e) heterogeneidad del tejido y dimensiones finitas del paciente;
f) absorción del aplicador;
g) administración de dosis, y
h) cambios anatómicos en el transcurso del tiempo.

Las incertidumbres dependen de la aplicación clínica y, en general, son diferentes para distintas fuentes radiactivas (es decir, de LDR o de HDR, de baja o alta energía, o según el radionucleido, el modelo, o el laboratorio de calibración), regiones anatómicas tratadas, fraccionamientos que pueden utilizarse y grado de adaptación a la guía por técnicas de imagen. En DeWerd y otros [142] y Kirisits y otros [19] se presentan análisis exhaustivos, cuadros y ejemplos. Se recomienda que cada institución realice estimaciones de incertidumbres integrales y adecuadas por medio de la detección, cuantificación y agrupamiento de los componentes de incertidumbre que afectan a cada proceso clínico específico de tratamiento de braquiterapia. De este modo se pueden determinar y mejorar componentes subóptimos en todas las etapas del proceso de preparación y administración del tratamiento por lo que se refiere a la disminución de la incertidumbre dosimétrica.

Apéndice I

MAGNITUDES Y UNIDADES OBSOLETAS

En la braquiterapia se han utilizado varias magnitudes obsoletas que los usuarios han insistido en seguir utilizando. El uso de estas unidades puede causar errores porque deben aplicarse factores de conversión. Las magnitudes obsoletas pueden provocar errores de hasta un 10 %. Una de las magnitudes que se utiliza de manera persistente es la actividad aparente A_{app}. Con arreglo a su definición, la A_{app} se obtiene de la RAKR, que cuenta con trazabilidad al patrón apropiado, según la ecuación siguiente:

$$A_{app} = \frac{\dot{K}_{\delta,R} d_R^2}{(\Gamma_\delta)_K} \tag{36}$$

donde d_R es la distancia de referencia y $(\Gamma_\delta)_K$ es la constante de tasa de kerma en aire[5]. A_{app} depende de la RAKR; no puede determinarse por medios experimentales de modo independiente. Es necesario utilizar el valor de $(\Gamma_\delta)_K$, que a su vez depende del modelo de fuente (es decir, del radionucleido, la estructura de la fuente y el encapsulamiento). Como ya se señaló hace 20 años en el documento IAEA-TECDOC-1274 [36], puesto que se han publicado constantes de tasa de kerma en aire diferentes para muchas fuentes de braquiterapia, si no se define y aplica uniformemente $(\Gamma_\delta)_K$ podría crearse una confusión sustancial y podrían cometerse errores innecesarios en la administración de los tratamientos. Por tanto, no se espera que la magnitud se utilice para fines dosimétricos.

Algunos gobiernos exigen la declaración del contenido de actividad para fines de transporte. Este número no es exacto y, por consiguiente, no se espera que se utilice para aplicaciones clínicas. Entre la medición del contenido de actividad y A_{app} hay una ligera correlación debido a las correcciones para tener en cuenta el encapsulamiento de la fuente. Los mismos valores de A_{app} para dos fuentes diferentes que contienen el mismo radionucleido no corresponden forzosamente a los mismos valores del contenido de actividad, ya que la relación entre esas variables depende del diseño de la fuente. Asimismo, el becquerel es la unidad de actividad del SI, no el curio ni la masa equivalente de radio, mgRaEq.

---

[5] El índice δ en la constante de tasa de kerma en aire $(\Gamma_\delta)_K$ indica que solo se tienen en cuenta los fotones con valores de energía mayores a δ. Se considera que los fotones que tienen energías menores a ese umbral se absorben en el radionucleido (es decir, se autoabsorben) o en el encapsulamiento.

Antes se utilizaban plantillas para las mediciones de aire libre en la calibración de fuentes de HDR de ^{192}Ir [16, 36, 161]. Esta técnica ya no se aplica. La uniformidad y exactitud de las mediciones aumenta cuando se emplea una cámara de ionización de aire de pozo.

Apéndice II

DESARROLLO DE PATRONES PRIMARIOS DE CALIBRACIÓN PARA LAS FUENTES RADIACTIVAS DE BRAQUITERAPIA

La situación actual con respecto a los patrones de dosimetría basados en el kerma en aire y la dosis absorbida en agua para las fuentes que figuran en este código de práctica se resume al final de esta sección, en el cuadro 12 y el cuadro 13, respectivamente. Las secciones II.1 y II.2 contienen un breve resumen de distintos patrones de dosimetría utilizados en braquiterapia, tanto de los patrones primarios como de los instrumentos con trazabilidad directa a patrones primarios, que se utilizan actualmente en diferentes institutos nacionales de metrología en el mundo o que se han desarrollado como prototipos. En dos recientes artículos recapitulativos y en artículos e informes específicos mencionados en la lista de referencias [77, 144] pueden obtenerse explicaciones más pormenorizadas de estos instrumentos.

II.1. FUENTES RADIACTIVAS EMISORAS DE FOTONES

Desde principios de los años 90 muchos institutos nacionales de dosimetría han venido desarrollando patrones primarios de kerma en aire para distintos tipos de fuentes de braquiterapia emisoras de fotones, como ^{103}Pd, ^{125}I, ^{192}Ir, ^{131}Cs, ^{137}Cs y ^{60}Co. Normalmente, los valores de $\dot{K}_{\delta,\mathrm{R}}$o S_K de las fuentes de alta energía se obtienen con patrones ionométricos basados en cámaras de ionización, ya que en ellas la relación señal-ruido tiene valores relativamente altos. $\dot{D}_\mathrm{W}$ puede obtenerse tanto con un patrón ionométrico y una conversión a tasa de dosis absorbida en agua mediante un factor de conversión calculado por el método de Montecarlo como por medio de una medición más directa basada en calorimetría de dosis absorbida o dosimetría química.

II.1.1. Patrones dosimétricos de kerma en aire para fuentes de LDR

El Instituto Nacional de Estándares y Tecnologías (NIST, Estados Unidos) ha desarrollado una cámara cilíndrica de paredes de aire de ángulo amplio (WAFAC) para obtener magnitudes como la intensidad de kerma en aire en fuentes de LDR de ^{103}Pd, ^{125}I y ^{131}Cs [164, 165]. Las fuentes de LDR se disponen a una distancia de 30 cm de la apertura de 8 cm de diámetro de la WAFAC. Un filtro de aluminio de 0,1 mm de espesor entre la fuente y la apertura elimina los rayos X de fluorescencia de baja energía, que se originan en el encapsulamiento de titanio de las fuentes. Según el informe TG-43U1 de la AAPM [81] y el informe 72 de la ICRU [87], solo se toman en cuenta los fotones con energías mayores a delta para definir S_K y $\dot{K}_{\delta,R}$ respectivamente, porque los fotones con energías menores a δ no contribuyen de manera sustancial a la dosis absorbida a profundidades mayores de 1 mm en el tejido. El valor de δ suele ser de 5 keV en las fuentes de LDR y de 10 keV en las fuentes de HDR [23, 81]. Con la cámara WAFAC pueden hacerse mediciones de la intensidad de kerma en aire para energías de fotones de hasta 40 keV. Esto supone medir las corrientes de ionización de dos volúmenes de recolección diferentes y aplicar diversos factores de conversión y corrección.

En el NIST se calibran fuentes de LDR de ^{192}Ir y ^{137}Cs empleando cámaras de ionización esféricas de cavidad de paredes de grafito [191].

El UWADCL ha desarrollado una cámara de paredes de aire de apertura variable (VAFAC) para medir la S_K de fuentes de LDR de ^{103}Pd, ^{125}I y ^{131}Cs [166]. La cámara VAFAC tiene un electrodo de recolección de gran diámetro, puede operarse en modo de extrapolación y se emplea para fuentes de braquiterapia con energías de fotones de hasta 70 keV. La cámara es de diseño similar a la WAFAC del NIST. La apertura variable de la VAFAC, empero, también posibilita el estudio de la dependencia angular de las mediciones de intensidad de kerma en aire.

El Consejo Nacional de Investigación (NRC (Canadá)) también encargó un patrón primario de WAFAC basado en el diseño del NIST para medir la S_K de semillas de ^{103}Pd y ^{125}I de LDR. Tanto en la WAFAC del NRC como en la VAFAC del UW se observó un efecto de polaridad de magnitud considerable. Este efecto fue eliminado cubriendo con un material conductor de electricidad las superficies frontal y posterior de los electrodos de recolección de la WAFAC del NRC y la VAFAC del UW [192]. No obstante, también se demostró que el efecto no repercutía de manera directa porque la medición diferencial de la carga recolectada de dos volúmenes de recolección elimina el efecto de polaridad.

El Instituto Federal de Física y Tecnología (PTB (Alemania)) ha establecido una cámara de extrapolación de placas paralelas de gran volumen (GROVEX) como patrón primario de $\dot{K}_{\delta,R}$ para las fuentes de fotones de LDR de ^{103}Pd y ^{125}I [193]. El diseño de la GROVEX es semejante a la WAFAC del NIST. Sin embargo, la separación entre los dos electrodos de placas paralelas se ajusta automáticamente. En varios casos en los que entre las placas hay una separación mayor que el intervalo de los electrones secundarios las corrientes de ionización se miden y la tasa de kerma en aire se obtiene del gradiente de esta función, cuando se han aplicado todos los factores de corrección calculados por el método de Montecarlo. La cámara de extrapolación GROVEX se llama así por costumbre, a partir de una serie de proyectos de investigación ejecutados en Alemania y en el PTB [194]. No obstante, nunca se ha tratado de utilizar la GROVEX como cámara de extrapolación en el sentido de extrapolar las mediciones a una separación entre placas igual a cero, en condiciones de Bragg-Gray. De hecho, las mediciones se realizan dentro del equilibrio de electrones secundarios con separaciones entre placas de suficiente amplitud.

El Laboratorio Nacional Henri Becquerel (LNE-LNHB (Francia)) de la Comisión de Energía Atómica y Energías Alternativas (CEA) ha desarrollado una cámara circular de paredes de aire de forma toral con un radio exterior de cerca de 50 cm como patrón primario para fuentes de LDR de ^{103}Pd e^{125}I [195]. La sección eficaz rectangular del toro tiene las características de una cámara abierta ordinaria. Para la medición de $\dot{K}_{\delta,\mathrm{R}}$, las fuentes de LDR se colocan dentro de un tubo Kapton con o sin un filtro tubular de aluminio de 0,1 mm de espesor en el centro de la cámara circular. La ventaja del diseño circular de la cámara es que la ubicación de la fuente no influye sobre las mediciones de $\dot{K}_{\delta,\mathrm{R}}$. Los efectos debidos a la anisotropía de la fuente se promediarán durante la medición.

El NPL utiliza una cámara de ionización esférica de tres litros apta para mediciones de protección modelo NE2551 para medir la $\dot{K}_{\delta,\mathrm{R}}$de semillas de LDR de ^{125}I y cables de LDR de ^{192}Ir [196, 197]. La cámara de ionización se calibra con trazabilidad en relación con las cámaras de paredes de aire que en el NPL se utilizan como patrones primarios para rayos X de energía baja y media y la cavidad de la cámara del patrón primario de ^{60}Co para uso terapéutico. La cámara de ionización de tres litros se calibra en rayos X de 25 keV y 33 keV a partir de la serie de espectro estrecho ISO 4037-1 (1993) [198] para obtener el coeficiente de calibración en ^{125}I de la cámara de ionización calculando el promedio de los coeficientes de calibración de 25 keV y 33 keV. La cámara de ionización también se calibra en rayos X de 35 keV a 250 keV y en rayos gamma de ^{137}Cs y ^{60}Co. El coeficiente de calibración en ^{192}Ir de la cámara se obtiene ponderando las respuestas de la cámara a distintas energías según el espectro del ^{192}Ir.

El patrón de $\dot{K}_{\delta,\mathrm{R}}$del Instituto Nacional de Metrología de las Radiaciones Ionizantes de la Agencia Nacional Italiana de Nuevas Tecnologías, Energía y Desarrollo Económico Sostenible (ENEA-INMRI (Italia)) se basa en una técnica de interpolación desarrollada por Verhaegen y otros [199], donde tres cámaras de ionización esféricas se calibran con trazabilidad en relación con patrones primarios de kerma en aire del ENEA en rayos X de la serie ISO 4037-1 y en rayos gamma de ^{60}Co [200]. Con estas cámaras de ionización se mide la $\dot{K}_{\delta,\mathrm{R}}$ de fuentes de LDR de ^{125}I e ^{192}Ir, y también de fuentes de HDR de ^{192}Ir.

En el Instituto de Metrología D.I. Mendeleyev (VNIIM (Federación de Rusia)), se realizan mediciones de la S_K de semillas de ^{125}I de LDR utilizando una cámara de ionización esférica de un litro PTW modelo TM32002 y un detector de centelleo ATOMTEX modelo BDKR-01M. Los instrumentos se calibran con trazabilidad en relación con el patrón primario de kerma en aire para rayos X del VNIIM en el intervalo de energía de 16 keV a 33 keV en calidades de radiación ISO 4037 N20–N40 y L20–L35. Los coeficientes de calibración en ^{125}I se determinan por interpolación lineal [201, 202].

II.1.2. Patrones dosimétricos de kerma en aire para fuentes de HDR

Hasta comienzos de los años 90 no se había establecido ningún patrón primario para fuentes de HDR de ^{192}Ir. En 1991, Goetsch y otros [203] crearon un método de interpolación para calibrar cámaras de ionización en el UWADCL con el fin de medir la S_K de las fuentes de HDR de ^{192}Ir. La energía media de fotones de una fuente de HDL de ^{192}Ir típica está aproximadamente en un punto intermedio entre la energía efectiva de la calidad del haz de rayos X NIST M250 (146 keV) y de rayos gamma de ^{137}Cs (662 keV). En estos dos haces de referencia se calibró en aire con trazabilidad una cámara de ionización de cavidad para uso terapéutico proveniente del UWADCL en relación con los patrones primarios del NIST, y Goetsch y otros obtuvieron el coeficiente de calibración en ^{192}Ir de la cámara por interpolación lineal. La cámara de cavidad calibrada se utilizó para medir la S_K en aire de una fuente de HDR de ^{192}Ir a varias distancias. Se tomaron mediciones en siete distancias de fuente a cámara de entre 10 cm y 40 cm para determinar los factores de corrección para tener en cuenta los errores de posicionamiento y la dispersión en la habitación. En Rasmussen y otros y en Stump y otros [159, 204] se presenta un examen exhaustivo de la técnica de siete distancias y una descripción de una versión mejorada del aparato original de siete distancias.

El OIEA recomendó que se utilizara la técnica de siete distancias [36]. Muchos LPCD y LSCD elaboraron métodos parecidos para medir la $\dot{K}_{\delta,\mathrm{R}}$ o la S_K de fuentes de HDR de ^{192}Ir durante la década de 1990 y principios de 2000. En 2006, Mainegra-Hing y Rogers [205] del NRC mejoraron la exactitud de la técnica de siete distancias interpolando el coeficiente de calibración en ^{192}Ir a base de los valores de $1/N_K$, no de los valores de N_K. Además, se demostró que no era necesario contar con los factores de corrección por las paredes del método de interpolación de Goetsch. El patrón primario del NRC para las fuentes de braquiterapia de HDR de ^{192}Ir [137] se basa en una cámara de ionización esférica de grafito en que se determinó el coeficiente de calibración en ^{192}Ir utilizando el método recomendado por Mainegra-Hing y Rogers [205] en el que se tomó la media aritmética de la inversa de los coeficientes de calibración para un haz de rayos X de espectro estrecho de 250 kV (N250) y un haz de rayos gamma de ^{137}Cs, con trazabilidad directa a los patrones primarios del NRC para estos dos haces de radiación. Rasmussen y otros [159] utilizaron este método para calibrar varios equipos de carga diferida.

Por otra parte, Kumar y otros [206, 207] han concebido métodos simplificados de análisis para evaluar la contribución de la dispersión y el error de distancia necesaria para determinar la $\dot{K}_{\delta,\mathrm{R}}$ o la S_K de fuentes de braquiterapia de HDR de ^{192}Ir empleando una técnica de siete distancias y una cámara de ionización cilíndrica de tipo Farmer.

Rasmussen y otros [159] presentaron una versión mejorada del método de interpolación para el patrón de intensidad de kerma en aire del UWADCL, una nueva modificación al sistema de siete distancias y un cálculo de incertidumbres.

En el VNIIM, las mediciones de la S_K de fuentes de HDR de ^{192}Ir se realizan con una cámara de ionización esférica PTW modelo TM32005 de 30 cm^3, que se calibra con trazabilidad en relación con patrones primarios de kerma en aire del VNIIM para rayos X y radiación gamma con la calidad de radiación CCRI 250 (energía efectiva de 124 keV) y ^{137}Cs, respectivamente. El coeficiente de calibración en ^{192}Ir de la cámara se determina por interpolación lineal [202].

En lugar de depender solamente de dos calidades de haces de fotones, otros institutos nacionales de medición calibran sus cámaras de ionización para un espectro de otros rayos X de energía media y también para rayos gamma de ^{60}Co antes de interpolar al ^{192}Ir. Se han establecido otros métodos de interpolación para la calibración de cámaras de ionización de cavidad para el ^{192}Ir de HDR en el PTB [136, 208, 209], en el ENEA-INMRI [200] y en el Laboratorio de Ciencia Radiológica de la Universidad Estatal de Rio de Janeiro (LCR (Brasil)) [210, 211]. Se han aplicado métodos de interpolación para la calibración de cámaras de dedal NE2571 para ^{192}Ir de HDR en el LNE-LNHB [212, 213], en el Van Swinden Laboratorium (VSL (Países Bajos)) [134, 214, 215] y en la Agencia Australiana de Protección Radiológica y Seguridad Nuclear (ARPANSA (Australia)) [216, 217]. En el LNE-LNHB, una cámara de dedal NE2571 se hace rotar alrededor de una fuente de HDR de ^{192}Ir en diferentes radios, normalmente a una distancia de fuente a detector de 100 mm a 220 mm, con una alta exactitud de ±52 μm.

El NPL ha establecido una cámara de ionización de cavidad como patrón primario para el ^{192}Ir de HDR [135, 218]. El volumen de la cavidad de aire se midió como parte de la puesta en servicio. El método del NPL para medir la $\dot{K}_{\delta,\mathrm{R}}$ se basa en el principio de Bragg-Gray y la aplicación de la teoría de cavidad grande, y no requiere interpolar coeficientes de calibración porque la cámara de cavidad se ha puesto en servicio directamente para el espectro gamma de una fuente de braquiterapia de HDR de ^{192}Ir disponible en el mercado.

El Centro Bhabha de Investigaciones Atómicas (BARC (India)) también ha establecido una cámara de ionización de cavidad de grafito como patrón primario basándose en un volumen de recolección conocido para la normalización de fuentes de braquiterapia de HDR de ^{192}Ir en función de la $\dot{K}_{\delta,\mathrm{R}}$. El método del BARC para medir la $\dot{K}_{\delta,\mathrm{R}}$ se basa en la teoría general de la cavidad de Burlin. El coeficiente de calibración expresado en función del kerma en aire (N_K) de esta cámara de ionización fue estimado analíticamente empleando la teoría de la cavidad y también validado con cálculos por el método de Montecarlo [219]. Se han desarrollado otros patrones primarios con cámaras de cavidad de grafito a partir de volúmenes de recolección conocidos y de la aplicación de la teoría de la cavidad para medir la $\dot{K}_{\delta,\mathrm{R}}$ o la S_K de fuentes de HDR de ^{192}Ir en el Instituto de Investigaciones de Energía Nuclear (INER (Taiwán)) [220], el Instituto Coreano de Investigación de Normas y Ciencia (KRISS (República de Corea)) [221] y el Instituto Nacional de Metrología del Japón (AIST-NMIJ) [138]. El Instituto Nacional de Metrología (INM (China)) también ha desarrollado un patrón primario con una cámara de cavidad de grafito con volumen de recolección conocido, que se está poniendo actualmente en servicio para el ^{192}Ir de HDR.

II.1.3. Patrones dosimétricos de dosis absorbida en agua para fuentes de LDR

En lugar de utilizar la S_K o la $\dot{K}_{\delta,\mathrm{R}}$, otro método para calibrar fuentes de braquiterapia ordinarias consiste en medir directamente la tasa de dosis absorbida en agua de referencia a 1 cm de la fuente a lo largo del plano transversal de la fuente $\dot{D}_\mathrm{W}(\mathrm{r}_0,\theta_0)$. Las magnitudes r_0 y θ_0, se especifican según el sistema de coordenadas mencionado en la figura 1. Si $\dot{D}_\mathrm{W}(\mathrm{r}_0,\theta_0)$ se mide de manera directa, deja de ser necesario convertir el kerma en aire a dosis aplicando la constante de tasa de dosis Λ. Este método más directo puede reducir la incertidumbre general en relación con la dosis absorbida en agua.

Cada uno de los tres LPCD (ENEA-INMRI, LNE-LNHB y PTB) creó patrones primarios ionométricos de dosis absorbida en agua para fuentes de fotones de braquiterapia de LDR de ^{125}I como parte del proyecto conjunto de investigación T2.J06 relacionado con el aumento de la eficacia del tratamiento del cáncer basado en el empleo de la braquiterapia tridimensional (3D) en el marco del Programa Europeo de Investigación en Metrología (PEIM) de 2008 a 2011. La calorimetría de dosis absorbida a temperatura ambiente no se tomó en cuenta para las fuentes de LDR por la baja señal de medición prevista. Por tanto, los tres patrones de dosis absorbida para semillas de ^{125}I de LDR se basaron en ionometría porque esa técnica hacía posible obtener relaciones señal/ruido mayores.

El PTB ha ideado y construido una cámara de paredes de aire contenida en maniquí (ipFAC) para fuentes de LDR de ^{125}I y ^{103}Pd. Esta cámara de extrapolación de placas paralelas de gran volumen se conocía anteriormente como ‘GROVEX II’ [222]. No obstante, en este caso la medición no se basa en el método de extrapolación; de ahí el nuevo nombre con que se designó para indicar el método real de medición. La placa de entrada y la placa posterior de la cámara están hechas de material equivalente al agua (RW1). Durante la medición, las fuentes de LDR se insertan en un pequeño cilindro de RW1 que se hace rotar alrededor de su eje longitudinal a 30 cm de distancia de la placa de entrada. Se aplica un factor de conversión calculado por el método de Montecarlo a la diferencia de las cargas de ionización recolectadas en dos separaciones de placas diferentes para obtener $\dot{D}_{W}(r_0,\theta_0)$ [223, 224].

En el ENEA-INMRI se desarrolló una cámara de ionización de volumen variable y ángulo amplio (LAVV-1) para utilizarla como patrón de tasa de dosis absorbida de LDR [225]. La cámara se encaja en un maniquí de grafito de alta pureza y funciona en condiciones de "cámara sin paredes de aire". El método de medición se asemeja al desarrollado en el PTB para la ipFAC [223].

Para las mediciones de dosis absorbida de fuentes de LDR de ^{125}I, el LNE-LNHB utiliza la misma cámara circular de paredes de aire descrita en la sección II.1.1 [195], pero con un contenedor de fuente modificado. Las semillas de LDR se colocan dentro de una esfera de metacrilato polimetílico equivalente al agua con un radio de 1 cm o un cilindro hueco Kapton con un radio de 1 cm, lleno de agua líquida. Cada uno de los contenedores de fuentes pueden ajustarse en el centro de la cámara de ionización circular. La tasa de kerma en agua medida se convierte finalmente a $\dot{D}_{W}(r_0,\theta_0)$ aplicando un factor de conversión calculado por el método de Montecarlo.

En el UWADCL se desarrolló un calorímetro criogénico con un disipador térmico de helio líquido y se logró medir la intensidad emitida a partir de fuentes de braquiterapia de baja tasa de dosis y baja energía [226, 227].

II.1.4. Patrones dosimétricos de dosis absorbida en agua para fuentes de HDR

Los calorímetros de dosis absorbida miden el efecto de calentamiento de la radiación ionizante en un medio (por ejemplo, agua o grafito). En las fuentes de braquiterapia de HDR, a diferencia de las fuentes de LDR, la tasa de dosis es suficientemente grande para poder establecer los calorímetros como patrones primarios de dosis absorbida. La Universidad McGill (Montreal (Canadá)) demostró la viabilidad de la calorimetría de agua para las fuentes de HDR de ^{192}Ir [76, 78].

También se desarrollaron calorímetros de dosis absorbida para fuentes de HDR de ^{60}Co e ^{192}Ir en el marco del proyecto T2.J06 del PEIM. El PTB y el VSL modificaron sus calorímetros de dosis absorbida en agua para radioterapia externa. El diseño principal del calorímetro de agua del PTB se ha descrito anteriormente en la referencia [228]. Para posibilitar las mediciones de dosis absorbida de fuentes de braquiterapia de HDR, se construyó un nuevo contenedor de fuente con una aguja de acero inoxidable para retener las fuentes a una distancia de 2,5 cm del punto de medición calorimétrica con una incertidumbre menor de 100 μm [229].

El patrón de dosis absorbida de HDR de ^{192}Ir del VSL es una versión modificada del calorímetro de agua para haces de fotones externos de ^{60}Co y

MV [230]. El contenedor de fuente recientemente desarrollado por el VSL para el calorímetro de agua contiene un disipador térmico de aluminio para subsanar el efecto de autocalentamiento de la fuente radiactiva de HDR de ^{192}Ir.

Tanto el ENEA-INMRI como el NPL desarrollaron y construyeron de manera independiente dos calorímetros de grafito para HDR de ^{192}Ir como parte del proyecto T2.J06 del PEIM. Ambos calorímetros contienen un núcleo de grafito en forma de anillo con un radio medio de 2,5 cm rodeado por una capa al vacío. El núcleo del calorímetro del ENEA está rodeado de dos fundas de grafito anulares con otras capas al vacío entre los componentes para limitar la transferencia de calor del núcleo al medio ambiente [231]. El calorímetro de HDR de ^{192}Ir del NPL contiene dos tubos de grafito que se posicionan entre la fuente y el núcleo, separados por otras capas de vacío para limitar toda transferencia de calor conductivo entre la fuente y el núcleo y también de la fuente al medio ambiente [232].

Los patrones de dosis absorbida mencionados en esta sección no se emplean actualmente para calibrar instrumentos de patrones secundarios [77]. Sin embargo, al final del proyecto T2.J06 del PEIM se utilizaron los patrones de $\dot{D}_{\mathrm{W}}(\mathrm{r}_0,\theta_0)$ junto con los patrones de $\dot{K}_{\delta,\mathrm{R}}$de los cuatro LPCD mencionados en la sección II.1.1 y II.1.2 para medir las constantes de tasa de dosis de diferentes tipos de fuentes de braquiterapia de LDR de ^{125}I y de HDR de ^{192}Ir y se llegó a la conclusión de que, en el marco de las incertidumbres declaradas, había un nivel satisfactorio de concordancia con los valores de uso mayoritario publicados [233, 234].

Un método diferente para obtener $\dot{D}_{\mathrm{W}}(\mathrm{r}_0,\theta_0)$ con ^{192}Ir de HDR consiste en la dosimetría química aplicando un sistema de Fricke [235]. El NRC ha desarrollado un dispositivo de Fricke de sulfato ferroso anular para la medición absoluta de $\dot{D}_{\mathrm{W}}(\mathrm{r}_0,\theta_0)$ en fuentes de HDR de ^{192}Ir [236]. El sistema de Fricke es menos sensible a cambios de temperatura en comparación con la calorimetría. En las publicaciones científicas [236 a 240] puede obtenerse más información sobre los sistemas de Fricke para aplicaciones de braquiterapia.

Algunos de los métodos de medición de tasa de kerma en aire y tasa de dosis absorbida especificados en las secciones II.1.1 a II.1.3 tienen en cuenta la anisotropía de la fuente utilizando un detector anular. De no ser el caso, la fuente o el detector se hacen rotar durante la medición. En algunos casos las mediciones se toman desde una o dos direcciones y S_{K}, $\dot{K}_{\delta,\mathrm{R}}$ o $\dot{D}_{\mathrm{W}}(\mathrm{r}_0,\theta_0)$ se determinan a partir del promedio de las transferencias de varias fuentes.

II.2. FUENTES RADIACTIVAS EMISORAS BETA

En un LSCD no se dispone de calibraciones de fuentes beta de braquiterapia en que no sea posible utilizar una cámara de pozo, salvo en el UWADCL [53, 241]. Los aplicadores oftálmicos de $^{90}Sr/^{90}Y$ y $^{106}Ru/^{106}Rh$ también pueden calibrarse en algunos LPCD (por ejemplo, el NIST y el NPL). Se pueden obtener orientaciones sobre la calibración de fuentes beta de braquiterapia en la norma ISO 21439 [242]. La norma ISO es aplicable a las fuentes radiactivas selladas, como por ejemplo aplicadores oftálmicos planos y curvos, donde solo la radiación beta emitida es pertinente para la administración de una dosis.

La calibración realizada cuenta con trazabilidad al patrón primario del NIST con una incertidumbre relativa expandida del 20 % (k = 2) y se lleva a cabo en un maniquí de agua con un detector de centelleo de plástico de 1 mm de diámetro y 0,5 mm de alto [188].

El NPL administra un servicio de calibración para aplicadores oftálmicos curvos y planos de $^{90}Sr/^{90}Y$ y $^{106}Ru/^{106}Rh$ con trazabilidad al calorímetro de grafito de patrón primario de dosis absorbida en agua de ^{60}Co del NPL mediante la dosimetría con alanina. La calibración de los aplicadores oftálmicos en función de la tasa de dosis se realiza en agua a una profundidad de 0 mm y 2 mm a lo largo del eje central de la placa con una incertidumbre relativa expandida del 7 % (k = 2). La calibración se lleva a cabo irradiando pastillas cilíndricas de alanina de 0,5 mm de espesor y 5 mm de diámetro, que se colocan en un maniquí de metacrilato polimetílico. La curva de dosis en profundidad se mide con una pila de 10 pastillas de alanina y la tasa de dosis en superficie a 0 mm se determina mediante una extrapolación de la curva a un espesor de 0 mm. El UWADCL midió las placas oculares curvas de $^{106}Ru/^{106}Rh$ con una cámara de extrapolación sin ventana [53].

Las fuentes de BIVT de ^{90}Sr de alta tasa de dosis se han calibrado tradicionalmente por usuarios finales de la esfera clínica a partir de mediciones de intensidad de la fuente empleando una cámara de pozo. En el mundo ya no se dispone de un patrón primario de calibración para las fuentes de BIVT de ^{90}Sr. Con todo, los físicos médicos todavía pueden obtener calibraciones de cámaras de pozo para la BIVT en el UWADCL [243], que mantiene un patrón de calibración con trazabilidad al NIST y demuestra constancia en el sistema desde el cierre del patrón primario de calibración del NIST. Ya los usuarios clínicos de fuentes de ^{90}Sr para el pterigión (crecimiento no maligno en la córnea del ojo) no pueden obtener calibraciones porque la mayoría de los LPCD ya no mantienen patrones primarios de calibración para aplicadores oftálmicos de ^{90}Sr (salvo el NPL) y no hay laboratorios secundarios que ofrezcan calibraciones. No obstante, los usuarios clínicos pueden demostrar la constancia (en correcciones por la desintegración) de la intensidad de su fuente efectuando mediciones en una cámara de pozo y comparando la intensidad con otras fuentes de período largo.

El cuadro 12 y el cuadro 13 resumen todos los patrones dosimétricos que se examinan en el apéndice II.1 y el apéndice II.2.

CUADRO 12. ESTADO ACTUAL DE PATRONES DOSIMÉTRICOS DE KERMA EN AIRE EN BRAQUITERAPIA[a]

Radionucleido (tasa de dosis)	Patrón de referencia	Metodología de patrón de referencia	Laboratorio	Labores en curso
Ir-192 (HDR/PDR)	Cámara de ionización de cavidad	Método de interpolación y varias distancias	ARPANSA, ENEA-INMRI, LCR, LNE-LNHB, NRC, PTB, UWADCL, VNIIM, VSL	
	Cámara de ionización de cavidad con volumen medido de la cavidad de aire	Principio de Bragg-Gray y factores de corrección calculados, método de varias distancias	AIST-NMIJ, BARC, INER, KRISS, INM, NPL	Nueva cámara de cavidad de patrón primario de ^{192}Ir de HDR actualmente en proceso de puesta en servicio
Co-60 (HDR)	Cámara de ionización de cavidad	Método de varias distancias	LNE-LNHB, PTB	Servicio de ajuste de calibración de ^{60}Co de HDR del LNE-LNHB
Semillas de I-125 (LDR)	Cámara de ionización de cavidad	Método de interpolación	ENEA-INMRI, NPL	
	Cámara de paredes de aire de ángulo amplio (WAFAC)	Técnica de medición de dos volúmenes	NIST, NRC	

CUADRO 12. ESTADO ACTUAL DE PATRONES DOSIMÉTRICOS DE KERMA EN AIRE EN BRAQUITERAPIA[a] (cont.)

Radionucleido (tasa de dosis)	Patrón de referencia	Metodología de patrón de referencia	Laboratorio	Labores en curso
	Cámara circular de paredes de aire	Medición de carga en aire libre	LNE-LNHB	
	Cámara de ionización de cavidad y detector de centelleo	Método de interpolación	VNIIM	
	Cámara de extrapolación de gran volumen (GROVEX)	Técnica de medición de varios volúmenes	PTB	
	Cámara de paredes de aire de apertura variable (VAFAC)	Técnica de medición de varios volúmenes	UWADCL	
Semillas de Pd-103 (LDR)	WAFAC, VAFAC, GROVEX	Véanse descripciones para ^{125}I de LDR	NIST, NRC, PTB, UWADCL	
Semillas de Cs-131 (LDR)	WAFAC, VAFAC	Véanse descripciones para ^{125}I de LDR	NIST, UWADCL	
Fuentes de tubos de Cs-137 (LDR)	Cámara de ionización de cavidad con volumen medido de cavidad de aire	Principio de Bragg-Gray y factores de corrección calculados	NIST	

CUADRO 12. ESTADO ACTUAL DE PATRONES DOSIMÉTRICOS DE KERMA EN AIRE EN BRAQUITERAPIA[a] (cont.)

Radionucleido (tasa de dosis)	Patrón de referencia	Metodología de patrón de referencia	Laboratorio	Labores en curso
Cables de Ir-192 (LDR)	Cámara de ionización de cavidad	Método de interpolación	ENEA-INMRI, NPL	
	Cámara de ionización de cavidad con volumen medido de cavidad de aire	Principio de Bragg-Gray y factores de corrección calculados	NIST	

[a] Los instrumentos enumerados son patrones primarios o secundarios y de la más alta calidad metrológica. En sentido estricto, las cámaras de ionización en que el factor de la cámara se obtiene utilizando una técnica de interpolación (mediante calibraciones con trazabilidad a patrones primarios) son patrones secundarios.

CUADRO 13. ESTADO ACTUAL DE PATRONES DOSIMÉTRICOS DE DOSIS ABSORBIDA EN AGUA EN BRAQUITERAPIA

Radionucleido (tasa de dosis)	Patrón de referencia	Metodología estándar de referencia	Laboratorio	Trabajo en progreso
Ir-192 (HDR/PDR)	Calorímetro de dosis absorbida en agua	Medición de calentamiento por radiación ionizante	PTB, VSL	
	Calorímetro de dosis absorbida en grafito	Medición de calentamiento por radiación ionizante	ENEA-INMRI, NPL	
	Dispositivo anular de Fricke	Medición espectrofotométrica de cambio de densidad óptica	NRC, LCR	
Co-60 (HDR)	Calorímetro de dosis absorbida en agua	Medición de calentamiento por radiación ionizante	PTB	
Semillas de I-125 (LDR)	Cámara de ionización de volumen variable y ángulo amplio (LAVV-1)	Técnica de medición de dos volúmenes	ENEA-INMRI	

CUADRO 13. ESTADO ACTUAL DE PATRONES DOSIMÉTRICOS DE DOSIS ABSORBIDA EN AGUA EN BRAQUITERAPIA (cont.)

Radionucleido (tasa de dosis)	Patrón de referencia	Metodología estándar de referencia	Laboratorio	Trabajo en progreso
	Cámara circular de paredes de aire con contenedor de fuente equivalente al agua	Medición de tasa de kerma en aire, conversión a D_w	LNE-LNHB	
	Cámara de paredes de aire contenida en maniquí (ipFAC)	Técnica de medición de varios volúmenes	PTB, VNIIM	Nuevo patrón primario de dosis absorbida para ^{125}I de LDR basado en los diseños del PTB y el ENEA que se desarrollan actualmente en el VNIIM
	Calorímetro de helio líquido [226]	Técnica de sustitución eléctrica, medición de intensidad emitida	UWADCL	Calorímetro en proceso de modificación para reducir la incertidumbre en la intensidad emitida medida de fuentes de LDR
Semillas de Pd-103 (LDR)	Cámara de paredes de aire contenida en maniquí (ipFAC)	Técnica de medición de varios volúmenes	PTB	

CUADRO 13. ESTADO ACTUAL DE PATRONES DOSIMÉTRICOS DE DOSIS ABSORBIDA EN AGUA EN BRAQUITERAPIA (cont.)

Radionucleido (tasa de dosis)	Patrón de referencia	Metodología estándar de referencia	Laboratorio	Trabajo en progreso
Sr-90/Y-90 (LDR) para BIVT	Patrón indirecto de dosis absorbida en agua	Cámara de extrapolación	NIST	Reducción considerable de su uso
Sr-90/Y-90 y Rh-106/ Ru-106 (LDR) para placas oculares	Detector de centelleo de plástico	Medición de centelleo	NIST	
	Calorímetro de grafito	Pastillas de alanina calibradas con calorímetro de grafito, conversión a D_w	NPL	
Rh-106/Ru-106 (LDR) para placas oculares	Cámara Convex de extrapolación sin ventana	Técnica de medición de varios volúmenes	UWADCL	Cámara de extrapolación en el UWADCL

Apéndice III

FUENTES ELECTRÓNICAS EMISORAS DE RAYOS X

III.1. INTRODUCCIÓN

Además de las fuentes de radiación emisoras de fotones basadas en radionucleidos, las fuentes electrónicas miniaturizadas emisoras de rayos X de baja energía están surgiendo como posible sistema de tratamiento radioterapéutico. Como no intervienen fuentes radiactivas, se reducen los esfuerzos de protección radiológica, transporte y seguridad [24]. A menudo se pueden utilizar quirófanos ordinarios sin ningún blindaje gracias al corto intervalo de fotones. En el momento en que se redacta esta publicación hay unas cuantas empresas conocidas que comercializan tubos miniaturizados de rayos X como dispositivos médicos. A continuación se describen brevemente estos sistemas.

El sistema INTRABEAM® PRS500 (Carl Zeiss Surgical, Oberkochen (Alemania)) es una fuente compacta de rayos X desarrollada inicialmente para tratamientos intracraneales [244, 245]. Los electrones son acelerados por un acelerador y dirigidos a través de un tubo de deriva por una unidad de control. Dentro de la punta de la sonda, los electrones alcanzan un objetivo de oro y producen rayos X [246 a 248]. Algunos de los electrones son objeto de retrodispersión y un monitor interno los detecta. Esta información se utiliza dos veces; en primer lugar, para ajustar la posición del haz con el fin de lograr una distribución isotrópica y, en segundo lugar, para monitorizar con precisión la producción de rayos X durante el tiempo de irradiación. Se suministran accesorios para dosimetría y garantía de calidad [249]. Esto incluye el maniquí de agua para validar la curva de dosis en profundidad suministrada por el proveedor. Para las mediciones de dosis se utiliza una cámara PTW de rayos X blandos tipo 34013. En la radioterapia intraoperatoria (IORT) del cáncer de mama se desarrollaron aplicadores esféricos plásticos para irradiar el lecho tumoral. Se han creado otros aplicadores para tratamientos ginecológicos, dérmicos e histoplásticos [250 a 252].

El sistema Xoft® Axxent® (iCAD Inc., Nashua, NH) es un tubo miniaturizado de rayos X integrado en un catéter de varios lúmenes junto con una fuente con una vaina de enfriamiento introducida por primera vez en el mercado en 2006. Rivard y otros [253] y Liu y otros [254] describieron parámetros dosimétricos medidos y simulados para este dispositivo. La intensidad de la fuente se comprueba antes de cada tratamiento con una cámara de pozo adaptada para fines de protección radiológica. Se ha tratado el cáncer incipiente de mama utilizando catéteres de balón, al principio con IORT de varias fracciones [255] y después con IORT de una única fracción [256]. También se describieron propiedades dosimétricas para aplicadores endometriales [257], superficiales [258] e intracavitarios [259]. Las variaciones de intensidad, horizontalidad y simetría entre fuentes para aplicadores superficiales se mantuvieron todas dentro del 5 %. Se considera que la radiación más homogénea es aquella que se ubica a lo largo de un eje perpendicular al eje emisor: por ello, el punto de referencia de la dosis también se define sobre ese eje. Para esta fuente hay un patrón con trazabilidad de tasa de kerma en aire desarrollado en el NIST (véase la sección III.2).

Ariane Medical Systems Ltd (Derby (Reino Unido)) ya ha introducido dos dispositivos en el mercado: Papillon 50 y Papillon +.

Papillon 50 se lanzó en 2008 [24] y se utiliza primordialmente para la radioterapia de contacto. Los electrones se aceleran en un tubo de cobre evacuado y alcanzan un objetivo de transmisión de renio. En la trayectoria siguiente del tubo hay una cámara de ionización para la monitorización de dosis, un filtro aplanador Al y una ventana de salida hecha de policarbonato. La distribución espacial de la radiación aplicada tiene un ángulo de apertura fijo de 45°. Así, el punto de dosis de referencia también se encuentra ubicado a lo largo del eje emisor. Las distribuciones de dosis relativas medidas y simuladas por el método de Montecarlo para este dispositivo fueron descritas por Croce y otros [260]. El sistema se utiliza principalmente como refuerzo de la RTE del cáncer rectal. Con todo, también ofrece aplicadores para la irradiación de la piel [24].

El sistema Papillon + [261] fue desarrollado con el objetivo de que fuera útil también para aplicaciones intracavitarias (es decir, para conseguir la mayor distribución posible de la radiación isotrópica y al mismo tiempo, una alta tasa de dosis). Se utilizó una construcción de dos carcasas. En el interior hay un tubo con un diámetro de 10 mm. Al final del tubo hay una tapa de berilio redondeada, que tiene una capa de tungsteno en el interior. La tapa de berilio está separada eléctricamente del resto del tubo por un aislante cerámico. Los electrones que llegan al objetivo de tungsteno se descargan de nuevo por medio de un dispositivo de medición de la corriente del ánodo, mediante el cual la corriente del haz también se registra durante el tratamiento. Alrededor de este tubo interior hay una cubierta refrigerante. Entre los dos tubos hay un circuito de enfriamiento basado en aceite mineral. Para la aplicación en dosimetría se suministran maniquís específicos diseñados para una cámara de ionización PTW TM23342W a fin de facilitar al usuario final la medición de la dosis absorbida con arreglo a las directrices de la AAPM. Los puntos de referencia de dosis están alineados a lo largo del eje de la fuente.

Wolf-Medizintechnik presentó el dispositivo ioRT-50 que puede emplearse para la terapia intercavitaria, cutánea y de contacto. Este consiste en un tubo de ánodo hueco con un voltaje alto máximo de 70 kV y una corriente máxima del tubo de 7 mA. El cuerpo completo del tubo está refrigerado por agua y el blindaje contra la radiación incorporado está hecho de materiales exentos de plomo. El punto focal tiene un diámetro de 15 mm y la distribución angular del campo de emisión del tubo liso es de 180° × 360°. El punto de dosis de referencia también está situado a lo largo del eje de este tubo.

El sistema Esteya® EB (Elekta AB-Nucletron, Estocolmo (Suecia)) funciona a 69,5 kV aproximadamente y fue desarrollado para el tratamiento de lesiones cutáneas [262]. Se utiliza un dispositivo de GC para comprobar la compatibilidad en cuanto a intensidad, horizontalidad y dosis en profundidad. Los aplicadores de superficie con un filtro aplanador se utilizan para lograr una distribución de dosis similar a la que se obtiene con los aplicadores tipo Valencia de ^{192}Ir de HDR del mismo fabricante. La dosimetría del dispositivo ha sido descrita por García-Martínez y otros [263].

La terapia fotoeléctrica (Xstrahl Ltd, Camberley (Reino Unido)) salió al mercado a finales de 2014 y está destinada a tratar lesiones cutáneas. El sistema consiste en un equipo móvil con enfriamiento incorporado, dispositivo de colimación y filtros aplanadores para un perfil de dosis coherente. Se dispone de instrumentos de GC específicos para posibilitar la colocación de las cámaras de ionización con miras a la verificación de la tasa de dosis [24].

III.2. PATRONES PRIMARIOS PARA FUENTES EMISORAS DE RAYOS X

En general, entre los distintos fabricantes hay desacuerdo y no existe un patrón de calibración uniforme para los dispositivos mencionados anteriormente. En la mayoría de ellos las técnicas de calibración dependen actualmente de patrones de calibración de fotones de haz externo [264]. Ahora bien, estos enfoques son menos sólidos y, por consiguiente, arrojan mayores incertidumbres al determinar la dosis absorbida en el paciente. Las cámaras de pozo en muchos casos no son adecuadas porque el diámetro del pozo en el centro de la cubierta de la cámara no sería suficientemente amplio. Otros tipos de cámaras de ionización, por ejemplo, las cámaras de ionización de placas paralelas y ventana delgada con contenedores adecuados que pueden calibrarse con trazabilidad a los patrones primarios, podrían ser más apropiados para realizar mediciones cerca de estos dispositivos, salvo que el uso de una cámara de placas paralelas no dé cuenta del aspecto de 360 grados de la fuente.

En el momento en que se redacta este código de práctica, el NIST es el único instituto nacional de metrología que ha desarrollado un patrón primario de calibración y que ofrece un servicio de calibración al menos para un único tipo de fuente del sistema Xoft Axxent. El patrón primario se optimiza para un punto de referencia perpendicular al eje de la fuente que sea adecuado para la característica del campo de emisión de la fuente. La magnitud sugerida por el NIST es la tasa de referencia de kerma en aire desde el plano transversal de la fuente a 50 cm en aire, $\dot{K}_{air,50}$, a fin de evitar la incertidumbre añadida relativamente grande asociada en este caso con la intensidad de kerma en aire. Esta opción puede cambiar según los posibles adelantos que se produzcan en el futuro en los protocolos de dosimetría clínica de la AAPM [265]. El patrón $\dot{K}_{air,50}$ se mide con la cámara de paredes de aire Lamperti del NIST [266] y tiene unidades Gy s^{-1}. Este patrón de calibración puede transferirse a una cámara de pozo que tenga un contenedor específico para este modelo de fuente de BTe. Las cámaras de pozo para el sistema Xoft Axxent, con trazabilidad al NIST, tienen contenedores de fuentes que están específicamente concebidos para ellos. En el cuadro 14 se ofrece información sobre el estado actual de los patrones dosimétricos de kerma en aire para fuentes emisoras de rayos X.

Los patrones primarios de dosis absorbida en agua para algunas de las fuentes de braquiterapia electrónica mencionados en la sección anterior se están desarrollando como parte del proyecto de patrones primarios y métodos de medición con trazabilidad para dispositivos de braquiterapia electrónica

CUADRO 14. ESTADO ACTUAL DE LOS PATRONES DOSIMÉTRICOS DE KERMA EN AIRE EN LA BRAQUITERAPIA ELECTRÓNICA[a]

Fuente de BTe (tasa de dosis)	Patrón de referencia	Metodología de patrón de referencia	Laboratorio	Trabajo en progreso
Xoft Axxent (HDR)	Cámara de paredes de aire Lamperti	Medición de carga al aire libre	NIST	Nuevo modelo de fuente en que trabaja el NIST
	Cámara de paredes de aire Attix	Medición de carga al aire libre	UWADCL	
INTRABEAM, Xoft Axxent (HDR)	Cámara de paredes de aire	Medición de carga al aire libre	VSL	En desarrollo/ modificación como parte del proyecto PRISM-eBT del EMPIR

[a] Los instrumentos enumerados son patrones primarios o secundarios y de la máxima calidad metrológica. En sentido estricto, las cámaras de ionización en que se determina el factor de la cámara utilizando una técnica de interpolación (por medio de calibraciones con trazabilidad a patrones primarios), son patrones secundarios.

emisores de rayos X (PRISM-eBT) del Programa Europeo de Metrología para la Investigación y la Innovación (EMPIR) [183]. El punto de dosis de referencia estará a una distancia de 1 cm a lo largo del eje determinado por la característica de emisión del tipo de fuente específico. Como parte del proyecto, el LNE-LNHB ha elaborado una metodología para la normalización de fuentes de braquiterapia electrónica en la unidad de dosis absorbida en agua [267]. El cuadro 15 proporciona más información sobre el estado actual de los patrones dosimétricos de dosis absorbida en agua de fuentes emisoras de rayos X. Para determinar la dosis absorbida en agua a una profundidad de referencia de 1 cm en un maniquí de agua, se calcula un factor de conversión con el método de Montecarlo. El método fue ejemplificado mediante la calibración de un aplicador esférico de 4 cm del sistema Zeiss INTRABEAM. Los autores determinaron un valor de dosis absorbida en agua que fue mucho mayor que el especificado por el fabricante. Según los autores, este resultado es congruente con observaciones similares publicadas en diversas fuentes [268 a 270].

CUADRO 15. ESTADO ACTUAL DE PATRONES DOSIMÉTRICOS DE DOSIS ABSORBIDA EN AGUA EN LA BRAQUITERAPIA ELECTRÓNICA

Fuente de BTe (tasa de dosis)	Patrón de referencia	Metodología de patrón de referencia	Laboratorio	Trabajo en progreso
INTRABEAM, Xoft Axxent, (HDR)	Cámara de paredes de aire	Medición de carga al aire libre, conversión a D_w	CMI[a]	En desarrollo/ modificación como parte del proyecto PRISM-eBT del EMPIR
	Cámara de paredes de aire	Medición de carga al aire libre, conversión a D_w	ENEA-INMRI	En desarrollo/ modificación como parte del proyecto PRISM-eBT del EMPIR
	Cámara circular de paredes de aire con contenedor de fuente de BTe	Medición de carga al aire libre, conversión a D_w	LNE-LNHB	En desarrollo/ modificación como parte del proyecto PRISM-eBT del EMPIR

CUADRO 15. ESTADO ACTUAL DE PATRONES DOSIMÉTRICOS DE DOSIS ABSORBIDA EN AGUA EN LA BRAQUITERAPIA ELECTRÓNICA (cont.)

Fuente de BTe (tasa de dosis)	Patrón de referencia	Metodología de patrón de referencia	Laboratorio	Trabajo en progreso
	Cámara de paredes de aire contenida en maniquí (ipFAC): cámara de ionización de placas paralelas en un maniquí de plástico	Técnica de medición de varios volúmenes; fuente a 30 cm de distancia	PTB	En desarrollo como parte del proyecto PRISM-eBT del EMPIR
	Cámara ionizadora de agua (IWIC): cámara de ionización de placas paralelas combinada con un maniquí de agua	Técnica de medición de varios volúmenes; fuente a 1 cm de distancia en el maniquí de agua	PTB	En desarrollo como parte del proyecto PRISM-eBT del EMPIR

[a] El Cesky Metrologicky Institut (CMI) es el Instituto Checo de Metrología.

Apéndice IV

OTROS SISTEMAS DE DETECTORES PARA LA BRAQUITERAPIA

Aunque la cámara de pozo es el método recomendado para realizar mediciones de braquiterapia en la mayoría de las fuentes disponibles en los LSCD y hospitales, hay fuentes para las que esto no se aplica. La medición basada en cámaras de pozo no se aplica a la medición/calibración de fuentes empleadas con aplicadores superficiales o de fuentes planas y cóncavas de partículas beta utilizadas en braquiterapia oftálmica. Algunos de los detectores distintos de la cámara de pozo que podrían considerarse son las películas radiocrómicas, los dosímetros termoluminiscentes (TLD), los diodos, los detectores de diamante, los detectores de alanina, los dosímetros luminiscentes de estimulación óptica (OSLD) o los dosímetros radiofotoluminiscentes (RPLD) y los dosímetros de geles radiocrómicos. Estos sistemas se analizan brevemente en las siguientes secciones.

IV.1. PELÍCULAS RADIOCRÓMICAS

Las películas radiocrómicas pueden emplearse para mediciones en braquiterapia de HDR y LDR [271, 272] y en varios casos cuando el uso de la cámara de pozo no se recomiende para la calibración. Las películas radiocrómicas se han utilizado, por ejemplo, para mediciones de distribuciones planas de la dosis absorbida en agua y de las tasas de dosis de referencia de fuentes beta [273, 274], para mediciones de dosis absorbida en un maniquí de agua de una fuente miniaturizada de rayos X de baja energía [269], y para auditorías dosimétricas de extremo a extremo en maniquís de agua sólida [275, 276].

IV.2. DOSÍMETROS TERMOLUMINISCENTES

Los dosímetros termoluminiscentes se llevan utilizando mucho tiempo como dosímetros de elección en la dosimetría experimental en braquiterapia de fuentes de fotones de baja y alta energía y han demostrado su utilidad en la validación de la tasa de kerma en aire/intensidad de kerma en aire de referencia, en mediciones de la constante de tasa de dosis de la fuente, en la función de dosis radial y en la función de anisotropía [79, 81, 82, 277 a 281].

Las mediciones de tasas de dosis se realizaron con TLD en maniquís sólidos para fuentes beta de braquiterapia intravascular [282] y aplicadores oftálmicos (^{90}Sr, ^{106}Ru) [283 a 285]. Entre otras aplicaciones importantes se cuentan la dosimetría in vivo, donde se utilizaron con éxito TLD en tratamientos ginecológicos, prostáticos y cutáneos [286 a 288] y en auditorías dosimétricas en braquiterapia, comparando la dosis absorbida en agua medida y calculada por el sistema de planificación del tratamiento [289, 290].

Estos dosímetros pueden tener un volumen activo relativamente pequeño (por ejemplo, cubo de $1\times1\times1$ mm^3, barra de $1\times1\times6$ mm^3) para reducir al mínimo el efecto de gradientes de alta dosis en todo su volumen y al mismo tiempo mantener suficiente sensibilidad para las mediciones. Las mediciones exactas con TLD, que suelen realizarse en maniquís de agua sólida con propiedades radiológicas comparables al agua, requieren condiciones de irradiación bien controladas, una cuidadosa manipulación y la lectura de los dosímetros. Su sensibilidad depende mucho de los ciclos de calentamiento y enfriamiento aplicados.

Debido a las características de distribución de la dosis alrededor de las fuentes de braquiterapia, sobre todo en la proximidad inmediata, la incertidumbre en el posicionamiento puede ser considerable y se requieren niveles de tolerancia muy estrictos en las mediciones. Los estudios experimentales y computacionales han puesto de relieve que el kerma en aire medido y la respuesta de dosis absorbida de los TLD de LiF:Mg,Ti (LiF:Mg,Cu,P) no fueron constantes en un amplio espectro de fotones [291, 292]. La sensibilidad de la dosis absorbida [82, 293 a 295] del dosímetro puede dividirse en dos partes principales: la dependencia de energía intrínseca, que depende del proceso de formación de señal del detector y la transferencia lineal de energía de la radiación (TLE), y la dependencia de energía de la dosis absorbida, que depende del medio, la sección eficaz del detector, la autoatenuación y el promediado del volumen. Para determinar la dependencia de energía de la dosis absorbida, se requieren simulaciones de la forma real de irradiación basadas en el método de Montecarlo o la utilización de la teoría de cavidades y el conocimiento de las propiedades de absorción del agua y la aplicación de otros factores de corrección por perturbación en el detector. Si la medición se realiza en un medio distinto del medio de calibración, también se debe aplicar la corrección de la respuesta del detector al material del maniquí. La corrección viene determinada por la relación entre la dosis y el agua en un punto en el agua y la dosis en el agua en el mismo punto en el maniquí para determinar la calidad de radiación utilizada en la medición [82].

Se investigaron cuatro métodos para calibrar TLD con objeto de utilizarlos con una fuente de braquiterapia de ^{192}Ir de HDR como los más adecuados para fines de auditoría [296]. Tres de los métodos conllevaban la calibración con una fuente de ^{192}Ir de HDR y para el cuarto método se empleó un haz de fotones de 6 MV. La calibración de TLD en un maniquí como el empleado para la auditoría arrojó los resultados más fiables. La incertidumbre del método utilizado para calibrar los TLD en haces de fotones de 6 MV fue la más alta obtenida entre todos los métodos del estudio, y los resultados de la medición de dosis fueron sistemáticamente más altos que los obtenidos con el empleo de una fuente de ^{192}Ir de HDR.

IV.3. DIODOS Y DETECTORES DE DIAMANTES

Los diodos y diamantes son detectores de estado sólido, que se distinguen por el vacío de energía entre la banda de valencia y la banda de conducción. Los diodos se basan en un vacío de banda reducido. Los diamantes tienen un vacío grande de banda separado por mayor energía. Este vacío grande de banda lo justifica como aislante. El pequeño tamaño de ambos detectores constituye una ventaja para las aplicaciones de braquiterapia, aunque no se han utilizado ampliamente [297 a 302].

El diamante es un material de carbono y, por tanto, equivale aproximadamente al tejido; con todo, los diamantes resultan demasiado caros. Los detectores de diamantes no funcionan todos de modo semejante. Los diamantes de estilo más antiguo tenían una gran variabilidad [303]. Esta variación era originada por la falta de pureza o la cantidad de impurezas en la red cristalina. Las impurezas causan trampas de electrones y huecos e interfieren en la señal de radioconductividad. Esto se aplica también a los diodos, aunque el proceso del estado sólido es diferente. Se han publicado resultados muy prometedores en relación con el detector más reciente de microdiamantes [300 a 302, 304, 305].

Se ha observado que los diodos disponibles en la red comercial tienen hasta el 12 % de cambio de sensibilidad con el ángulo de incidencia de la radiación [306]. Es importante que todos los diodos que se vayan a utilizar se caractericen de manera adecuada y con antelación. El uso de los diodos también entraña una importante dependencia de energía; esto resulta importante al considerar las fuentes de braquiterapia de baja energía. Además, algunos diodos tienen un efecto en la temperatura; aunque el intervalo de temperaturas en uso normal no es significativo. Por regla general hay un 0,3%/ ºC de variación en la respuesta [306]. La calibración de estos diodos debe comprobarse, sobre todo si la dosis acumulada se ubica en el intervalo entre 100 Gy y 1 kGy.

IV.4. ALANINA

Las mediciones de la distribución de dosis tridimensional alrededor de las fuentes de braquiterapia son difíciles, no solo debido a los abruptos gradientes de dosis cercanos a la fuente, sino también al cambio de los espectros de energía en diferentes profundidades en el maniquí. Los requisitos para que un sistema dosimétrico pueda resolver estos problemas son, entre otros: capacidad para medir un amplio intervalo de dosis, pequeño tamaño del detector e, idealmente, respuesta del detector independiente de la energía de la radiación y la tasa de dosis. El sistema dosimétrico también debe hacer posible posicionar con exactitud los detectores y la fuente de radiación en relación recíproca y de manera repetible.

Cuando el aminoácido alanina se irradia con radiación ionizante, se producen radicales libres estables [307]. El número de radicales libres es proporcional a la dosis de radiación absorbida y, por tanto, la alanina puede utilizarse como dosímetro de radiación. Por tanto, la alanina también es un material que prácticamente equivale al agua, lo que lo hace apropiado para aplicaciones de radioterapia [308, 309]. Otra ventaja de los dosímetros de alanina es el carácter no destructivo de su lectura. La cuestión principal con el uso de la alanina es la dosis mínima mensurable de aproximadamente 5 Gy, que podría requerir largos tiempos de exposición.

El polvo de alanina y la cera de parafina pueden comprimirse en pequeñas pastillas cilíndricas con diámetros y alturas típicos de unos cuantos milímetros. Las pastillas de alanina sólidas pueden colocarse en maniquís para medir la dosis absorbida en puntos cercanos a las fuentes de braquiterapia.

Distintos grupos de investigación [310 a 313] han estudiado la respuesta de energía de la alanina en un medio de rayos X de energía con voltajes máximos del tubo de 30 kV a 280 kV, lo que es pertinente para la braquiterapia de LDR, PDR y HDR así como para las fuentes de rayos X miniaturizadas de BTe. Schaeken y otros [314] han publicado datos sobre la respuesta de la alanina en la radiación de fotones de ^{192}Ir. Anton y otros [315] han demostrado que la respuesta del dosímetro de alanina a la radiación de ^{192}Ir en relación con la radiación de ^{60}Co se reduce de alrededor del 98 % a 1 cm de profundidad en el agua al 96 % a una profundidad de 5 cm.

Se ha utilizado alanina para la dosimetría absoluta como parte de una auditoría realizada por varios centros en el Reino Unido para evaluar la braquiterapia de HDR y PDR [162], para la dosimetría in vivo a fin de evaluar la dosis en la uretra durante la braquiterapia con ^{192}Ir de HDR [316] y para mediciones de la dosis absorbida alrededor de una fuente de braquiterapia de ^{192}Ir de HDR que fue colocada dentro de un aplicador [317].

En el marco del proyecto del EMPIR (18NRM02 PRISM-eBT sobre patrones primarios y métodos de medición con trazabilidad para dispositivos de braquiterapia electrónica emisores de rayos X), se caracterizaron diversos detectores de radiación, entre ellos la alanina, para mediciones de la distribución de dosis aproximadas a alguna de las fuentes miniaturizadas disponibles de rayos X de baja energía de BTe disponibles con o sin aplicadores. Puede accederse al sitio web de dominio público de PRISM-eBT en http://www.ebt-empir.eu.

IV.5. DOSÍMETROS LUMINISCENTES DE ESTIMULACIÓN ÓPTICA (OSLD)

La luminiscencia de estimulación óptica introducida en la datación por luminiscencia y promovida por la dosimetría retrospectiva y personal también se ha empleado en la radioterapia para mediciones de dosimetría clínica de fotones de alta energía y haces de electrones con distintos tipos de lectores y técnicas de lectura. Aunque varios materiales de OSL como BaO, KBr:Eu, Mg_2SiO_4:Tb u óxido de aluminio dopado con metal (Al_2O_3:Cr,Mg,Fe) se han investigado para aplicaciones dosimétricas, los cristales de Al_2O_3:C son los únicos dosímetros disponibles actualmente en el mercado.

Los cristales de Al_2O_3:C se convierten en polvo que se utiliza para producir la tira plástica de la que son extruidos los pequeños discos. El dosímetro nanoDotTM (Landauer Inc., Glenwood IL), por ejemplo, tiene un diámetro de 4 mm y un espesor de solo 0,2 mm. La otra forma disponible son las bandas que pueden emplearse para mediciones de perfiles de dosis en la tomografía computarizada. Las ventajas de estos dosímetros para las mediciones de dosis alrededor de las fuentes de braquiterapia son su bajo espesor, que reduce el efecto de promediado del volumen en los gradientes bruscos de dosis, alta sensibilidad, independencia de la tasa de dosis, reusabilidad, fácil lectura y proceso de blanqueo, y estabilidad ante variaciones de temperatura y humedad. Se recomienda almacenar el dosímetro en un recipiente adecuado para que la luz ambiente no afecte a su respuesta.

En un estudio se utilizó una fuente de braquiterapia de ^{192}Ir de HDR para comprobar la linealidad de la dosis, la dependencia de la tasa de dosis y la respuesta angular de los OSLD para una posible dosimetría de braquiterapia in vivo de HDR [318]. El comportamiento dosimétrico de los OSLD evaluados en este estudio, junto con las propiedades prácticas favorables y el procedimiento de lectura de los dosímetros indicaron que los OSLD resultan viables para mediciones de braquiterapia in vivo.

Los OSLD caracterizados para utilizarlos en la dosimetría in vivo de braquiterapia de ^{192}Ir de HDR [319] mostraron dependencia del ángulo de incidencia de un campo de radiación de una fuente de braquiterapia de ^{192}Ir en la superficie del detector. Además, los autores propusieron una calibración con una fuente de ^{192}Ir para evitar la incertidumbre en la diversa sensibilidad de los OSLD a los fotones de ^{192}Ir en comparación con los haces de fotones de 6 MV. En las mediciones a 10 cm de profundidad se halló un 10 % de aumento de sensibilidad de los OSLD en comparación con las mediciones a 1 cm de profundidad, aumento que depende de los cambios en el espectro de fotones. Las mediciones realizadas estuvieron en buena concordancia con el cálculo del SPT utilizando un algoritmo de cálculo de dosis basado en un modelo avanzado.

La viabilidad del sistema de auditoría a distancia basado en OSLD de ^{192}Ir de HDR, utilizando un maniquí sólido transportable por correo precargado con dosímetros y la metodología desarrollada, indicó en varios experimentos que la dosis puede medirse con incertidumbres de ~2,5 % (k = 2). El grado de incertidumbre fue adecuado para permitir que se establecieran límites de aceptación de auditoría del 5 % [320].

IV.6. DOSÍMETROS RADIOFOTOLUMINISCENTES

El vidrio fosfatado activado con plata es una base para diversos tipos de dosímetros de vidrio radiofotoluminiscente gracias a sus propiedades dosimétricas ventajosas y su producción reproducible. Estos se han caracterizado exhaustivamente y empleado en auditorías a gran escala de radioterapia de haz externo [321 a 325].

Los RPLD disponibles en el mercado (por ejemplo, GD-302M, Asahi Techno Glass Corporation, (Japón)) miden 1,5 mm de diámetro y 12 mm de longitud y vienen en una cápsula de plástico. Su número atómico efectivo es 12,04 y su densidad es de 2,61 g/cm^3. El proceso de lectura no destructiva, en que solo una pequeña parte de la señal se agota, ofrece la posibilidad de reutilizarlo después del recocido, en que se eliminan los centros de luminiscencia. El área sensible de un dosímetro es de 6 mm de longitud. El lector automático puede leer hasta 20 RPLD en una sesión breve.

Se determinaron factores de corrección por dependencia de energía de dosis absorbida y dependencia de energía intrínseca para mediciones de dosis absorbida en agua de una fuente de ^{192}Ir utilizando RPLD calibrados en un haz de fotones de 4 MV [326]. Aunque la respuesta relativa del detector para la radiación de ^{192}Ir y el haz de fotones de 4 MV no varió significativamente con la distancia desde la fuente, la razón de dosis relativa entre la dosis absorbida en agua y la dosis absorbida media del RPLD para ^{192}Ir y fotones de 4 MV, corregida para tener en cuenta la dependencia de energía de la dosis absorbida, disminuyó en un 20 % para las distancias de 2 a 10 cm desde la fuente.

Los resultados de las mediciones de caracterización del RPLD, incluida la reproducibilidad de la lectura, la linealidad de la dosis y la respuesta de energía, indican que tiene buenas propiedades de detección de radiación y es adecuado para la verificación de la dosis de braquiterapia de ^{192}Ir de HDR en tratamientos prostáticos [327]. Los resultados no indicaron una importante dependencia de energía entre las fuentes de ^{192}Ir y ^{60}Co de los RPLD después de la irradiación con ambas fuentes en el intervalo de dosis de 100 a 700 cGy y se propuso la calibración de los dosímetros en la calidad del haz de ^{60}Co. Las mediciones de dosimetría con vidrio radiofotoluminiscente y TLD en el maniquí de próstata preparado en el lugar dieron resultados similares. Con varias posiciones de la fuente la diferencia entre los resultados de la medición de los RPLD y los resultados calculados por el SPT fue del 5 % aproximadamente.

Los RPLD se han aplicado también en un estudio de dosimetría in vivo para braquiterapia intersticial de cabeza y cuello con ^{192}Ir de HDR [328]. Los resultados del estudio ayudaron a determinar la importancia de la prescripción de dosis para lograr una alta reproducibilidad y la evitación de amplias regiones de hiperdosis.

IV.7. DOSÍMETROS DE GEL

Los dosímetros de gel tienen la característica atractiva de poder registrar la distribución de la dosis en tres dimensiones. Esta característica es particularmente importante en la braquiterapia, en que se producen bruscos gradientes de dosis alrededor de la fuente. Según sus fórmulas químicas, los dosímetros de gel han demostrado en algunos casos ser prácticamente equivalentes al agua y los tejidos [329 a 331].

Los dosímetros de gel en general pueden agruparse en dos tipos principales, a saber, los de gel de Fricke y los de gel polimérico [332 a 335]. En los dosímetros de gel de Fricke, la radiación induce un cambio de iones ferrosos (Fe^{2+}) a iones férricos (Fe^{3+}) mientras que, en los dosímetros de gel polimérico, la radiación induce una polimerización de la sustancia química sensible a la radiación. En ambos casos, los cambios inducidos por radiación se cuantifican y convierten en una información de dosis absorbida. La imagenología de resonancia magnética, la tomografía computarizada óptica o de rayos X y el ultrasonido se han investigado como posibles métodos para cuantificar estos cambios [332 a 334].

Aun cuando ya se han estudiado durante varias décadas, los dosímetros de gel se han aplicado poco en la braquiterapia [336]. Se han utilizado para la determinación tridimensional de dosis en torno a fuentes de alta tasa de dosis de ^{192}Ir y ^{60}Co. Sus resultados se han comparado con los de otros dosímetros, con cálculos por el método de Montecarlo y con sistemas de planificación del tratamiento para los que se han utilizado algoritmos o modelos de cálculo de dosis basados en el informe TG-43 de la AAPM [337 a 345]. También se han cuantificado las distribuciones de dosis cercanas a las de fuentes de LDR, como el ^{137}Cs, y de emisores beta, como ^{106}Ru y ^{90}Sr [333, 346 a 349].

IV.8. CENTELLEADORES DE PLÁSTICO

Los centelleadores de plástico se han utilizado cada vez más para la dosimetría en braquiterapia [184, 350] por tener una equivalencia aproximada al tejido en una amplia gama de energías de fotones, resolución espacial submilimétrica y capacidad temporal, como por ejemplo, para poder desplazarse en milisegundos a través de una distribución de dosis o detectar una fuente en movimiento. Se han estudiado aplicaciones para medir una fuente con un maniquí a fin de adquirir dosimetría de referencia o aplicar dosimetría in vivo para implantes de braquiterapia de varias posiciones de permanencia o varias fuentes [350 a 357].

Apéndice V

ALGORITMO TG-43 DE LA AAPM PARA EL CÁLCULO DE LA DISTRIBUCIÓN DE DOSIS EN BRAQUITERAPIA

El formalismo de cálculo de dosis empleado para los cálculos de dosis en braquiterapia se describe exhaustivamente en el informe TG-43 de la AAPM y sus actualizaciones [79 a 83]. Por ser un patrón universalmente aceptado, el algoritmo para el cálculo de dosis se cita habitualmente en las publicaciones como el "algoritmo TG-43". Los algoritmos de cálculo de dosis basados en modelos también se han propuesto recientemente en la braquiterapia; la descripción de estos rebasa el ámbito de aplicación de este código de práctica y puede obtenerse en otras fuentes [358 a 361]. Solo se incluye una breve descripción del algoritmo TG-43.

El algoritmo TG-43 funciona en la aproximación de un medio infinito homogéneo (es decir, condiciones de total dispersión) en que la dosis administrada a un punto de interés es la superposición de las distribuciones de dosis de una fuente al mismo punto, obviando los efectos de atenuación entre fuentes o aplicadores [23]. Estas aproximaciones suelen ser pertinentes tanto para las aplicaciones clínicas de LDR como de HDR [358, 362]. La AKS se elige en el formalismo TG-43 para cuantificar físicamente la intensidad de la fuente. En la sección 3.1 se ofrece información para la conversión de la RAKR a la AKS. Las ecuaciones generales TG-43, según el formalismo unidimensional y bidimensional, son las siguientes:

$$\dot{D}(r) = S_\mathrm{K}\Lambda \frac{G_\mathrm{X}(r,\theta_0)}{G_\mathrm{X}(r_0,\theta_0)} g_\mathrm{X}(r)\phi_\mathrm{an}(r) \qquad \text{(formalismo unidimensional) (37)}$$

$$\dot{D}(r,\theta) = S_\mathrm{K}\Lambda \frac{G_\mathrm{X}(r,\theta)}{G_\mathrm{X}(r_0,\theta_0)} g_\mathrm{X}(r)F(r,\theta) \qquad \text{(formalismo bidimensional) (38)}$$

donde S_K es la intensidad de kerma en aire, Λ es la constante de tasa de dosis, G_X es la función geométrica, g_X es la función de dosis radial, $\phi_\mathrm{an}(r)$ y $F(r, \theta)$ son las funciones de anisotropía unidimensional y bidimensional, respectivamente, con el sistema de coordenadas polares adoptado, mencionado anteriormente en la figura 1. En el formalismo unidimensional, se modela una aproximación de fuente puntual isotrópica unidimensional y la dosis depende solamente de la distancia radial desde el centro de la fuente. En el formalismo bidimensional se modela una variación bidimensional más compleja en la distribución de dosis también en función del ángulo polar en relación con el eje longitudinal de la fuente. Este último formalismo es más exacto, pero necesita que se determine la orientación del eje transversal de la fuente a base de estudios de imagenología. La variable X indica si se seleccionó el modelo de fuente puntual (X = P) o de fuente lineal (X = L); r_0 y θ_0 son las coordenadas de un punto de referencia P, en que r_0 está a 1 cm del centro de la fuente radiactiva y θ_0 especifica el eje transversal desde el centro de la fuente radiactiva (es decir, $\theta_0 = 90°$).

En general, es importante observar que ambos algoritmos TG-43 están estructurados básicamente en dos partes. La primera parte, que es común para el formalismo unidimensional y el formalismo bidimensional, convierte la AKS S_K a la tasa de dosis en agua en el punto de referencia P:

$$\dot{D}(r_0,\theta_0) = S_K \Lambda \tag{39}$$

La segunda parte permite calcular la tasa de dosis en todos los puntos restantes en agua, a partir de la tasa de dosis en el punto de referencia P:

$$\dot{D}(r) = \dot{D}(r_0,\theta_0)\frac{G_X(r,\theta_0)}{G_X(r_0,\theta_0)}g_X(r)\phi_{an}(r) \quad \text{(formalismo unidimensional)} \tag{40}$$

$$\dot{D}(r) = \dot{D}(r_0,\theta_0)\frac{G_X(r,\theta_0)}{G_X(r_0,\theta_0)}g_X(r)F(r,\theta) \quad \text{(formalismo bidimensional)} \tag{41}$$

V.1. CONSTANTE DE TASA DE DOSIS, Λ

La constante de tasa de dosis Λ se define como:

$$\Lambda = \frac{\dot{D}(r_0,\theta_0)}{S_K} \tag{42}$$

y no solo depende del radionucleido, sino también del modelo de fuente. Los datos de uso mayoritario a efectos de la aplicación clínica de Λ para los distintos modelos de fuentes pueden encontrarse en otras referencias [23, 81], y se obtienen y validan combinando la información proveniente de cálculos y mediciones experimentales del método de Montecarlo publicados en revistas científicas examinadas por homólogos.

V.2. FUNCIÓN GEOMÉTRICA G_X

La función geométrica $G_X(r, \theta)$ da cuenta de la ley del inverso del cuadrado y no considera la absorción y dispersión de la radiación por medios ya trillados. En el modelo de aproximación de fuente lineal, G tiene en cuenta también la distribución espacial aproximada de la radiactividad dentro del núcleo activo de la fuente. Las funciones geométricas según las aproximaciones de la fuente puntual y la fuente lineal son las siguientes:

$$G_P(r,\theta) = r^{-2} \text{ aproximación de fuente puntual} \tag{43}$$

$$G_L(r,\theta) = \begin{cases} \dfrac{\beta}{Lr\sin\theta} & \text{if } \theta \neq 0^\circ \\ \left(r^2 - \dfrac{L^2}{4}\right)^{-1} & \text{if } \theta = 0^\circ \end{cases} \text{ aproximación de fuente lineal} \tag{44}$$

Para obtener la unidad en P, en el algoritmo TG-43 $G_X(r, \theta)$ se normaliza mediante $G_X(r_0, \theta_0)$.

V.3. FUNCIÓN DE DOSIS RADIAL G_X

La función de la dosis radial $g_X(r)$ explica el cambio de tasa de dosis debido a la dispersión y absorción de fotones a lo largo del eje transversal, a través del centro de la fuente, excluidos los efectos de decaimiento geométrico de la dosis modelados con $G_X(r, \theta)$. En general, $g_X(r)$ se define como:

$$g_X(r) = \frac{\dot{D}(r,\theta_0)}{\dot{D}(r_0,\theta_0)} \frac{G_X(r_0,\theta_0)}{G_X(r,\theta_0)} \tag{45}$$

El valor de g_X es la unidad en r_0. En general, para definir datos de uso mayoritario, se compararon los cálculos y resultados experimentales del método de Montecarlo publicados en revistas científicas examinadas por homólogos.

V.4. FUNCIONES DE ANISOTROPÍA Φ_{AN} Y F

La función de anisotropía unidimensional $\Phi_{an}(r)$ se define a una distancia determinada r como el cociente entre la tasa de dosis ponderada en función del ángulo sólido, promediada en la superficie total de una esfera medida en estereorradianes, es decir, 4π, y la tasa de dosis a la misma distancia r en el plano transversal [81]:

$$\phi_{\text{an}}(r) = \frac{\int_0^{\pi} \dot{D}(r,\theta)\sin(\theta)d\theta}{2\dot{D}(r,\theta_0)} \tag{46}$$

Puesto que la dosis podría de hecho ser diferente en toda la superficie medida en estereorradianes a una distancia determinada r, $\Phi_{\text{an}}(r)$ se aproxima a esta diferencia calculando el valor medio.

Por el contrario, la función de anisotropía bidimensional describe la variación de dosis como una función del ángulo polar θ en relación con el plano transversal [81]. Para las fuentes diferentes de las fuentes puntuales, esta variación angular se debe principalmente a la autofiltración, la dispersión de fotones dentro de la fuente y la filtración oblicua de fotones primarios a través del encapsulamiento de la fuente. $F(r;\theta)$ se define de la manera siguiente:

$$F(r,\theta) = \frac{\dot{D}(r,\theta)}{\dot{D}(r,\theta_0)} \frac{G_L(r,\theta_0)}{G_L(r,\theta)} \tag{47}$$

y equivale a la unidad a lo largo del plano transversal (es decir, $F(r, \theta_0) = 1$).

Apéndice VI

EXPRESIÓN DE INCERTIDUMBRES[6]

VI.1. INTRODUCCIÓN

El objetivo de toda medición es obtener el valor de un parámetro o magnitud, que generalmente se denomina mensurando. La incertidumbre asociada con una medición es un parámetro que caracteriza la dispersión de los valores atribuibles razonablemente al mensurando. Este parámetro normalmente es una desviación estándar estimada. Por tanto, una incertidumbre no tiene ningún signo conocido y suele suponerse que sea simétrica. Es una muestra de nuestra falta de conocimiento exacto después que se han eliminado todos los efectos "sistemáticos" reconocidos aplicando las correcciones apropiadas.

La guía de la ISO sobre la expresión de la incertidumbre en la medición [167] contiene definiciones y describe métodos para evaluar y comunicar las incertidumbres. Representa un consenso alcanzado sobre cómo la incertidumbre en la medición se trata en general. La guía sugiere el uso de las incertidumbres de tipo A y de tipo B a base del método empleado para evaluar la incertidumbre. Se utilizan métodos estadísticos para evaluar las incertidumbres de tipo A frente a las incertidumbres de tipo B que se determinan por otros medios. En este código de práctica se sigue la guía ISO y se recomienda consultarla para obtener información detallada cuando se requiera.

VI.2. VALOR MEDIO DE LA MEDICIÓN

En una serie de mediciones n, con valores observados x_i, la mejor estimación de la magnitud x suele determinarse por el valor de la *media aritmética*:

$$\bar{x} = \frac{1}{n}\sum_{i=1}^{n} x_i \qquad (48)$$

[6] Este apéndice se ha tomado principalmente del apéndice I del documento TRS-457 [41].

La dispersión de los valores medidos n con valores x_i, alrededor de su media $\bar{x}$ puede caracterizarse por la *desviación estándar*:

$$s(x_i)=\sqrt{\frac{1}{n-1}\sum_{i=1}^{n}(x_i-\bar{x})^2} \tag{49}$$

y la magnitud $s^2(x_i)$ se denomina varianza empírica de una sola medición, basada en una muestra de tamaño n.

La desviación estándar del valor medio, $s(\bar{x})$, puede calcularse según la ecuación siguiente:

$$s(\bar{x})=\frac{1}{\sqrt{n}}s(x_i) \tag{50}$$

Otro modo para estimar $s(\bar{x})$ se basaría en el resultado de varios grupos de mediciones. Si todos son del mismo tamaño, las fórmulas determinadas antes pueden seguirse utilizando siempre que x_i se tome ahora como la media del grupo i y $\bar{x}$ sea la media global (o media de las medias) de los grupos n. Para los grupos de diferente tamaño, tendrían que utilizarse *ponderaciones estadísticas*. Este segundo método puede ser a menudo preferible, pero suele requerir un gran número de mediciones. Un examen de cuánto pueden diferir los dos resultados de $s(\bar{x})$ entre sí va más allá de esta exposición elemental.

VI.3. INCERTIDUMBRE TÍPICA DE TIPO A

La *incertidumbre típica de tipo A*, expresada por u_A, se describe utilizando la desviación estándar del valor medio de observaciones estadísticamente independientes, o

$$u_A=s(\bar{x}) \tag{51}$$

Esta ecuación indica que una incertidumbre de tipo A de medición de una magnitud puede, en principio, reducirse siempre incrementando el número n de lecturas independientes. Cabe señalar que debe considerarse la fiabilidad de una estimación de incertidumbre de tipo A según la ecuación (51) para el número reducido de mediciones ($n < 10$). Pueden considerarse otros medios de estimaciones, como la distribución t. Si se dispone de varias técnicas de medición, se dará preferencia a la que produzca la menor dispersión de los resultados (es decir, que tenga la menor desviación estándar $s(x_i)$, pero en la práctica las posibilidades de reducción con frecuencia son limitadas). Un ejemplo es la medición de corrientes de ionización del mismo orden que la corriente de fugas, que también pueden ser variables. Para llegar a una incertidumbre aceptable del resultado, es necesario entonces tomar muchas más lecturas que las que se necesitarían normalmente si las corrientes de ionización fueran mucho más altas que la corriente de fugas.

La incertidumbre típica de tipo A se obtiene mediante el análisis estadístico habitual de mediciones repetidas. Se ha observado normalmente que la reproducibilidad de cada modelo de dosímetro es fundamentalmente la misma de un instrumento al siguiente. De este modo, si la incertidumbre típica de tipo A de una medición de tasa de kerma en aire se determina para un tipo de dosímetro, el mismo valor puede utilizarse generalmente para otros instrumentos del mismo modelo, utilizado en las mismas condiciones.

VI.4. INCERTIDUMBRE TÍPICA DE TIPO B

Hay muchas fuentes de incertidumbre de medición que no pueden estimarse con mediciones repetidas. Estas se denominan incertidumbres de tipo B y entre ellas cabe mencionar no solo influencias desconocidas, aunque sospechadas, en el proceso de medición, sino también pequeños efectos conocidos de magnitudes de influencia (deformación mecánica de una cámara de ionización debida a la temperatura y la humedad), la aplicación de factores de corrección o datos físicos tomados de diversas fuentes, la experiencia de mediciones anteriores, las especificaciones del fabricante, etc. Una incertidumbre de calibración, aun si se obtienen componentes de tipo A, se convierte en una incertidumbre de tipo B cuando se utiliza el instrumento calibrado.

En el método del CIPM de caracterización de incertidumbres, las incertidumbres de tipo B deben estimarse de modo que correspondan a desviaciones estándar; se les llama incertidumbres típicas de tipo B. Algunos investigadores alegan que pueden estimar directamente este tipo de incertidumbre, mientras que otros prefieren emplear, como paso intermedio, algún tipo de límite. A menudo resulta útil suponer que estas incertidumbres tienen una distribución de probabilidades que corresponde a alguna forma fácilmente reconocible.

Si, por ejemplo, se está "bastante seguro" de ese límite, L, este puede considerarse que corresponde aproximadamente a un límite de confianza del 95 %, mientras que, si se está "muy seguro", este podría considerarse que corresponde aproximadamente a un límite de confianza del 99 %. Así, la incertidumbre típica de tipo B, u_B, puede obtenerse de la ecuación:

$$u_B = \frac{L}{k} \tag{52}$$

donde $k = 2$ si se está bastante seguro, y $k = 3$ si se está muy seguro de los límites estimados $\pm L$. Estas relaciones corresponden a las propiedades de una distribución gaussiana y normalmente no merece la pena aplicar divisores distintos de 2 o 3 por la índole aproximada de la estimación [363, 364].

A veces se supone que las incertidumbres de tipo B pueden describirse como una función de densidad de probabilidad rectangular; dicho de otro modo, que tienen igual probabilidad dondequiera dentro de los límites máximos determinados –M y +M y su probabilidad es cero fuera de estos límites (véase la figura 7). Puede demostrarse que con esta hipótesis la incertidumbre típica de tipo B u_B viene determinada por:

$$u_B = \frac{M}{\sqrt{3}} \tag{53}$$

De otro modo, si la distribución supuesta es triangular y con los mismos límites (véase la figura 7), la incertidumbre típica puede expresarse como sigue:

$$u_B = \frac{M}{\sqrt{6}} \tag{54}$$

En consecuencia, no hay reglas rígidas para estimar las incertidumbres típicas de tipo B. Se requiere el mayor conocimiento y experiencia para estimarlas. En la práctica por lo general se conoce muy poco sobre la distribución de incertidumbres y su elección es algo arbitraria. Como la mayoría de las fuentes de incertidumbre tienen una distribución gaussiana, es preferible utilizar este modelo cuando se desconoce la forma exacta de la distribución. Pero esto se aplica solamente a situaciones en que la incertidumbre no constituye una parte dominante de la incertidumbre global. En tal caso, la distribución de incertidumbres puede estimarse con fiabilidad [363]. El uso correcto de la información disponible para la evaluación de una incertidumbre de tipo B requiere un buen conocimiento general y experiencia.

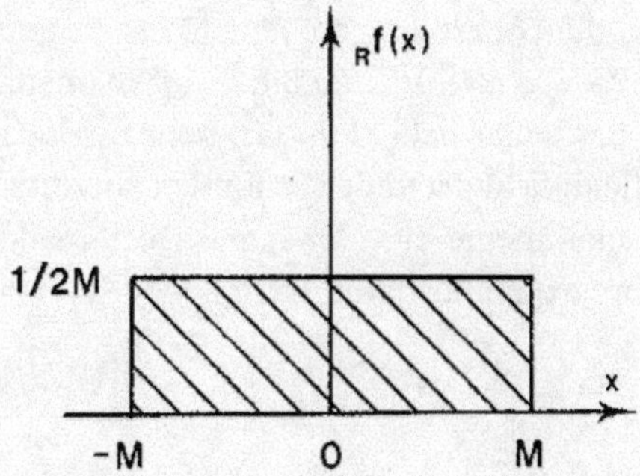

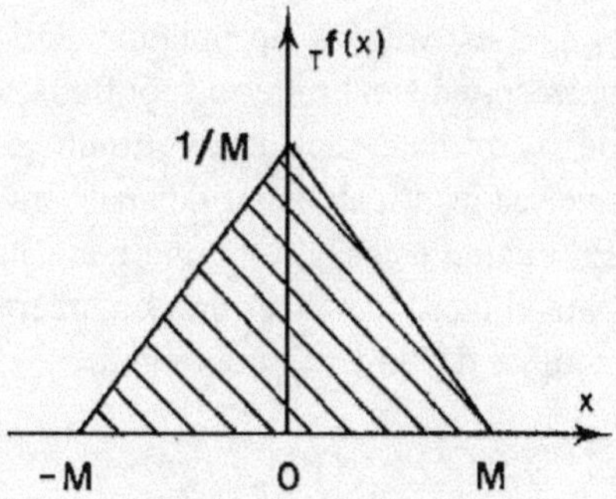

Fig. 7. Funciones de densidad de probabilidad rectangular $_R f(x)$ y triangular $_T f(x)$ empleadas en algunos casos para modelar distribuciones desconocidas.

VI.5. INCERTIDUMBRES COMBINADAS E INCERTIDUMBRES EXPANDIDAS

Las incertidumbres de tipo A y de tipo B son ambas desviaciones estándar estimadas, de modo que se combinan empleando las reglas estadísticas para combinar varianzas (que son cuadrados de las desviaciones estándar). Si u_A y u_B son incertidumbres estándar de tipo A y de tipo B de una magnitud, respectivamente, la incertidumbre típica combinada u_C de esa magnitud es:

$$u_C = \sqrt{u_A^2 + u_B^2} \tag{55}$$

Esta ecuación es estrictamente válida solamente cuando no estén correlacionadas las fuentes de incertidumbre. Las condiciones de correlación deben considerarse en la expresión de u_C si algunas de las incertidumbres no son completamente independientes. Un ejemplo es una diferencia o cociente de dos mediciones hechas por el mismo instrumento. En otras fuentes puede obtenerse información detallada de un tratamiento de la correlación [167].

La incertidumbre típica combinada tiene aun así el carácter de una desviación estándar. Si, además, se considera que tiene una densidad de probabilidad gaussiana, la desviación estándar corresponde entonces a un límite de confianza de un 68 %. Por tanto, a menudo se considera conveniente multiplicar la incertidumbre típica combinada por un factor adecuado, llamado factor de cobertura *k*, para obtener una incertidumbre expandida:

$$U = ku_C \tag{56}$$

Los valores apropiados del factor de cobertura son k = 2 o 3, que corresponden a límites de confianza en un 95 % o un 99 %. La índole aproximada de las estimaciones de incertidumbres, en particular para el tipo B, pone en duda que sea justificable más de una cifra significativa al decidir el factor de cobertura. En cualquier caso, es importante indicar claramente el valor numérico tomado para el factor de cobertura. La incertidumbre expandida también se conoce con el nombre de "incertidumbre general".

VI.6. PROPAGACIÓN DE INCERTIDUMBRES

La expresión "propagación de errores" formaba parte de la terminología estadística antes de que se hizo habitual distinguir entre errores e incertidumbres y todavía se utiliza en ocasiones. Para asegurar la coherencia con la terminología actual, es preferible referirse a la propagación de incertidumbres.

A continuación se da un ejemplo práctico. El coeficiente de calibración determinado por un laboratorio de calibración concreto no solo se basa en diversas mediciones realizadas en el laboratorio, sino también en factores de corrección y constantes físicas, así como en una calibración de haz con trazabilidad a un laboratorio secundario y, finalmente, a un laboratorio primario. Todos estos valores numéricos contienen incertidumbres y se combinan para dar una incertidumbre determinada en el coeficiente de calibración. Esta situación puede representarse en términos más generales considerando una variable y que esté en función de un número de variables x_1, x_2, x_3, ... Esto puede formularse como sigue:

$$y = f(x_1, x_2, x_3, \ldots) \tag{57}$$

En muchos casos prácticos, las magnitudes de influencia x_1, x_2, x_3, ... son independientes entre sí. Entonces $u(y)$ puede calcularse con la fórmula simple siguiente:

$$u(y) \cong \sqrt{\left(\frac{\partial f}{\partial x_1}\right)^2 u^2(x_1) + \left(\frac{\partial f}{\partial x_2}\right)^2 u^2(x_2) + \left(\frac{\partial f}{\partial x_3}\right)^2 u^2(x_3) + \cdots} \tag{58}$$

Cabe mencionar dos casos especiales, en particular, ya que son de gran importancia práctica y abarcan la mayoría de las situaciones habituales.

Si la dependencia funcional es lineal (es decir, de sumas o diferencias) se aplica la ecuación siguiente:

$$y = c_1 x_1 + c_2 x_2 + c_3 x_3 + \cdots \tag{59}$$

donde

$$c_i = \frac{\partial y}{\partial x_1} \tag{60}$$

y c_i es el coeficiente de sensibilidad para la magnitud de entrada x_i. Entonces la incertidumbre en y es:

$$u(y) = \sqrt{c_1^2 u^2(x_1) + c_2^2 u^2(x_2) + c_3^2 u^2(x_3) + \cdots} \tag{61}$$

Así, si se agregan (o sustraen) variables independientes, las varianzas también se agregan. En otras palabras, la incertidumbre de la suma se obtiene sumando en cuadratura las incertidumbres "ponderadas" de las variables independientes, donde las "ponderaciones" son los cuadrados de los coeficientes c_1, c_2, c_3, … (por "sumar en cuadratura" se entiende tomar la raíz cuadrada de la suma de los cuadrados).

El otro caso especial se refiere a un producto (o cociente) de variables independientes. La dependencia funcional es entonces la siguiente:

$$y = x_1^{\alpha} x_2^{\beta} x_3^{\gamma} \ldots \tag{62}$$

donde los exponentes α, β, γ, ... son constantes. En este caso, la expresión siguiente para la incertidumbre relativa en y se obtiene de la ecuación (62):

$$r(y) = \sqrt{\alpha^2 r^2(x_1) + \beta^2 r^2(x_2) + \gamma^2 r^2(x_3) + \cdots} \tag{63}$$

donde

$$r(x_i) = \frac{u(x_i)}{|x_i|} \tag{64}$$

es la incertidumbre relativa de x_i.

Por consiguiente, para un producto (o cociente) de variables independientes, las varianzas relativas ponderadas se añaden, donde las ponderaciones son los cuadrados de los exponentes α, β, γ, ... Un caso muy habitual es el de un cociente, $y = x_1 / x_2$, donde las magnitudes x_1 y x_2 contienen mediciones y factores de corrección. A base de la ecuación (63) la varianza relativa en y equivale a la suma cuadrática de las incertidumbres relativas en x_1 y x_2.

El examen anterior se aplica al tipo A, al tipo B y a las incertidumbres típicas combinadas, todos los cuales se estiman para que correspondan a desviaciones estándar. Las reglas de propagación de incertidumbres también se aplican a las incertidumbres expandidas, siempre que se haya utilizado el mismo factor de cobertura k en todas partes. La incertidumbre en los datos publicados se refiere en general a una incertidumbre expandida, o alguna terminología equivalente. Esta se ha de convertir seguidamente en una desviación estándar antes de utilizarla para calcular una incertidumbre. Si no se declara el factor de cobertura, puede suponerse que tenga el valor $k = 2$.

Es preferible tabular por separado las incertidumbres típicas de tipo A y de tipo B, lo que hará más fácil introducir posibles cambios más tarde.

REFERENCIAS

[1] INTERNATIONAL ATOMIC ENERGY AGENCY, Radiation Oncology Physics: A Handbook for Teachers and Students, STI/PUB/1196, IAEA, Vienna (2005).

[2] PARK, C.C., et al., American Society for Therapeutic Radiology and Oncology (ASTRO) Emerging Technology Committee report on electronic brachytherapy, Int. J. Radiat. Oncol. Biol. Phys. **76** (2010) 963–972.

[3] THOMADSEN, B.R., et al., Electronic intracavitary brachytherapy quality management based on risk analysis: The report of AAPM TG 182, Med. Phys. (2019) e65–e91.

[4] CENTRO INTERNACIONAL DE INVESTIGACIONES SOBRE EL CÁNCER – ORGANIZACIÓN MUNDIAL DE LA SALUD, 2018, https://gco.iarc.fr/today/home

[5] HAN, K., MILOSEVIC, M., FYLES, A., PINTILIE, M., VISWANATHAN, A.N., Trends in the utilization of brachytherapy in cervical cancer in the United States, Int. J. Radiat. Oncol. Biol. Phys. **87** (2013) 111–119.

[6] TANDERUP, K., EIFEL, P.J., YASHAR, C.M., POTTER, R., GRIGSBY, P.W., Curative radiation therapy for locally advanced cervical cancer: brachytherapy is NOT optional, Int. J. Radiat. Oncol. Biol. Phys. **88** (2014) 537–539.

[7] CHARGARI, C., et al., Brachytherapy: An overview for clinicians, CA-Cancer J. Clin. **69** (2019) 386–401.

[8] KISHAN, A.U., et al., Radical Prostatectomy, External Beam Radiotherapy, or External Beam Radiotherapy With Brachytherapy Boost and Disease Progression and Mortality in Patients With Gleason Score 9-10 Prostate Cancer, JAMA **319** (2018) 896–905.

[9] ORGANISMO INTERNACIONAL DE ENERGÍA ATÓMICA, Directorio de Centros de Radioterapia (DIRAC) (2020), https://dirac.iaea.org/

[10] INTERNATIONAL ATOMIC ENERGY AGENCY, The Transition from 2-D Brachytherapy to 3-D High Dose Rate Brachytherapy, Human Health Reports No. 12, IAEA, Vienna (2015).

[11] INTERNATIONAL ATOMIC ENERGY AGENCY, Lessons Learned from Accidental Exposures in Radiotherapy, Safety Reports Series No. 17, IAEA, Vienna (2000).

[12] INTERNATIONAL COMMISSION ON RADIOLOGICAL PROTECTION, Prevention of High-Dose-Rate Brachytherapy Accidents, ICRP Publication No. 97, ICRP Publication No. 97 — Annals of the ICRP 35 (2), 2005, ICRP, Oxford (2005).

[13] DEUFEL, C.L., et al., Patient safety is improved with an incident learning system— Clinical evidence in brachytherapy, Radiother. Oncol. **125** (2017) 94–100.

[14] INTERNATIONAL ATOMIC ENERGY AGENCY, Applying radiation safety standards in radiotherapy, Safety Report Series No. 38, IAEA, Vienna (2006).

[15] UNITED STATES NUCLEAR REGULATORY COMMISSION, Reportable Medical Events Involving Treatment Delivery Errors Caused by Confusion of Units for the Specification of Brachytherapy Sources, U.S. Nuclear Regulatory Commission, Office of Federal and State Materials and Environmental Management Programs, Washington, DC (2009).

[16] INTERNATIONAL ATOMIC ENERGY AGENCY, Calibration of Brachytherapy Sources: Guidelines on Standardized Procedures for the Calibration of Brachytherapy Sources at Secondary Standard Dosimetry Laboratories (SSDLs) and Hospitals, IAEA-TECDOC-1079, IAEA, Vienna (1999).

[17] VAN DER MERWE, D., et al., Accuracy requirements and uncertainties in radiotherapy: a report of the International Atomic Energy Agency, Acta Oncol. **56** (2017) 1–6.

[18] INTERNATIONAL ATOMIC ENERGY AGENCY, Accuracy Requirements and Uncertainties in Radiotherapy, Human Health Series No. 31, IAEA, Vienna (2016).

[19] KIRISITS, C., et al., Review of clinical brachytherapy uncertainties: Analysis guidelines of GEC-ESTRO and the AAPM, Radiother. Oncol. **110** (2014) 199–212.

[20] BALGOBIND, B.V., et al., A review of the clinical experience in pulsed dose rate brachytherapy, Br. J. Radiol. **88** (2015) 20150310.

[21] PAPAGIANNIS, P., et al., Monte Carlo dosimetry of ^{60}Co HDR brachytherapy sources, Med. Phys. **30** (2003) 712–721.

[22] GRANERO, D., PEREZ-CALATAYUD, J., BALLESTER, F., Technical note: Dosimetric study of a new Co-60 source used in brachytherapy, Med. Phys. **34** (2007) 3485–3488.

[23] PEREZ-CALATAYUD, J., et al., Dose calculation for photon-emitting brachytherapy sources with average energy higher than 50 keV: report of the AAPM and ESTRO, Med. Phys. **39** (2012) 2904–2929.

[24] EATON, D.J., Electronic brachytherapy—current status and future directions, Br. J. Radiol. **88** (2015) 20150002.

[25] BUTLER, W.M., et al., Third-party brachytherapy source calibrations and physicist responsibilities: report of the AAPM Low Energy Brachytherapy Source Calibration Working Group, Med. Phys. **35** (2008) 3860–3865.

[26] CHIU-TSAO, S.T., SCHAART, D.R., SOARES, C.G., NATH, R., Dose calculation formalisms and consensus dosimetry parameters for intravascular brachytherapy dosimetry: Recommendations of the AAPM Therapy Physics Committee Task Group No. 149, Med. Phys. **34** (2007) 4126–4157.

[27] AMERICAN BRACHYTHERAPY SOCIETY - OPHTHALMIC ONCOLOGY TASK FORCE, ABS — OOTF COMMITTEE, The American Brachytherapy Society consensus guidelines for plaque brachytherapy of uveal melanoma and retinoblastoma, Brachytherapy **13** (2014) 1–14.

[28] THOMSON, R.M., et al., AAPM recommendations on medical physics practices for ocular plaque brachytherapy: Report of task group 221, Med. Phys. **47** (2020) e92–e124.

[29] GUINOT, J.L., et al., GEC-ESTRO ACROP recommendations in skin brachytherapy, Radiother. Oncol. **126** (2018) 377–385.

[30] AKULINICHEV, S., DERZHIEV, V., KRAVCHUK, L., Ytterbium Sources for brachytherapy, Radiother. Oncol. **102** (2012) S73–S74.

[31] KRISHNAMURTHY, D., CUNHA, J., HSU, I., WEINBERG, V., POULIOT, J., Dosimetric Comparison of iridium-192, ytterbium-169, and thulium-170 sources for HDR prostate brachytherapy, Med. Phys. **37** (2010) 3196.

[32] LEONARD, K.L., DIPETRILLO, T.A., MUNRO, J.J., WAZER, D.E., A novel ytterbium-169 brachytherapy source and delivery system for use in conjunction with minimally invasive wedge resection of early-stage lung cancer, Brachytherapy **10** (2011) 163–169.

[33] ENGER, S.A., LUNDQVIST, H., D'AMOURS, M., BEAULIEU, L., Exploring Co-57 as a new isotope for brachytherapy applications, Med. Phys. **39** (2012) 2342–2345.

[34] KRISHNAMURTHY, D., WEINBERG, V., CUNHA, J.A.M., HSU, I.C., POULIOT, J., Comparison of high-dose rate prostate brachytherapy dose distributions with iridium-192, ytterbium-169, and thulium-170 sources, Brachytherapy **10** (2011) 461–465.

[35] ENGER, S.A., FISHER, D.R., FLYNN, R.T., Gadolinium-153 as a brachytherapy isotope, Phys. Med. Biol. **58** (2013) 957–964.

[36] ORGANISMO INTERNACIONAL DE ENERGIA ATÓMICA, *Calibración de fuentes de fotones y rayos beta usadas en braquiterapia: Guía de procedimientos estandarizados en Laboratorios Secundarios de Calibración Dosimétrica (LSCD) y en hospitales*, IAEA-TECDOC-1274/S, OIEA, Viena, 2004.

[37] NATH, R., et al., Code of practice for brachytherapy physics: report of the AAPM Radiation Therapy Committee Task Group No. 56. American Association of Physicists in Medicine, Med. Phys. **24** (1997) 1557–1598.

[38] GOETSCH, S.J., ATTIX, F.H., DeWERD, L.A., THOMADSEN, B.R., A new re-entrant ionization chamber for the calibration of iridium-192 high dose rate sources, Int. J. Radiat. Oncol. Biol. Phys. **24** (1992) 167–170.

[39] MITCH, M.G., ZIMMERMAN, B.E., LAMPERTI, P.J., SELTZER, S.M., COURSEY, B.M., Well-ionization chamber response relative to NIST air-kerma strength standard for prostate brachytherapy seeds, Med. Phys. **27** (2000) 2293–2296.

[40] ORGANISMO INTERNACIONAL DE ENERGÍA ATÓMICA, *Determinación de la dosis absorbida en radioterapia con haces externos*: *Un Código de Práctica Internacional para la dosimetría basada en patrones de dosis absorbida en agua, Colección de Informes Técnicos del OIEA* Nº 398, OIEA, Viena, 2005.

[41] INTERNATIONAL ATOMIC ENERGY AGENCY, Dosimetry in Diagnostic Radiology: An International Code of Practice, Technical Reports Series No. 457, IAEA, Vienna (2007).

[42] COMISIÓN EUROPEA, *y col.*, *Protección radiológica y seguridad de las fuentes de radiación*: *Normas básicas internacionales de seguridad, Requisitos de Seguridad Generales*, Part 3, *Colección de Normas de Seguridad del OIEA* Nº GSR Part 3, OIEA, Viena, 2016.

[43] INTERNATIONAL COMMISSION ON RADIATION UNITS AND MEASUREMENTS, Dose and Volume Specification for Reporting Intracavitary Therapy in Gynecology, ICRU Report 38, Bethesda, MD (1985).

[44] KIRISITS, C., et al., Basic treatment planning parameters for a ^{90}Sr / ^{90}Y source train used in endovascular brachytherapy, Z. Med. Phys. **14** (2004) 159–167.

[45] SIDAWY, A.N., WEISWASSER, J.M., WAKSMAN, R., Peripheral vascular brachytherapy, J. Vasc. Surg. **35** (2002) 1041–1047.

[46] TRIPURANENI, P., GIAP, H., JANI, S., Endovascular brachytherapy for peripheral vascular disease, Semin. Radiat. Oncol. **9** (1999) 190–202.

[47] KIRWAN, J.F., CONSTABLE, P.H., MURDOCH, I.E., KHAW, P.T., Beta irradiation: new uses for an old treatment: a review, Eye (Lond) **17** (2003) 207–215.

[48] PE'ER, J., Ruthenium-106 brachytherapy, Dev. Ophthalmol. **49** (2012) 27–40.

[49] NEAL, A.J., IRWIN, C., HOPE-STONE, H.F., The role of strontium-90 beta irradiation in the management of pterygium, Clin. Oncol. (R. Coll. Radio.l). **3** (1991) 105–109.

[50] NISHIMURA, Y., et al., Long-term results of fractionated strontium-90 radiation therapy for pterygia, Int. J. Radiat. Oncol. Biol. Phys. **46** (2000) 137–141.

[51] VIANI, G.A., STEFANO, E.J., DE FENDI, L.I., FONSECA, E.C., Long-term results and prognostic factors of fractionated strontium-90 eye applicator for pterygium, Int. J. Radiat. Oncol. Biol. Phys. **72** (2008) 1174–1179.

[52] HOLMES, S.M., MICKA, J.A., DeWERD, L.A., Ophthalmic applicators: An overview of calibrations following the change to SI units, Med. Phys. **36** (2009) 1473–1477.

[53] HANSEN, J.B., CULBERSON, W.S., DeWERD, L.A., A convex windowless extrapolation chamber to measure surface dose rate from ^{106}Ru/^{106}Rh episcleral plaques, Med. Phys. **46** (2019) 2430–2443.

[54] KOLLAARD, R.P., et al., Recommendations on detectors and quality control procedures for brachytherapy beta sources, Radiother. Oncol. **78** (2006) 223–229.

[55] KRAUSE, F., MOLLER, M., RISSKE, F., SIEBERT, F.A., Dosimetry of ruthenium-106 ophthalmic applicators with thin layer thermoluminescence dosimeters - Clinical quality control, Z. Med. Phys. **30** (2020) 142–147.

[56] SOARES, C.G., et al., Dosimetry of beta-ray ophthalmic applicators: comparison of different measurement methods, Med. Phys. **28** (2001) 1373–1384.

[57] NATH, R., et al., Guidelines by the AAPM and GEC-ESTRO on the use of innovative brachytherapy devices and applications: Report of Task Group 167, Med. Phys. **43** (2016) 3178–3205.

[58] FLYNN, R.T., et al., Efficient Yb-169 high-dose-rate brachytherapy source production using reactivation, Med. Phys. **46** (2019) 2935–2943.

[59] VANDAMME, J.J., CULBERSON, W.S., DeWERD, L.A., MICKA, J.A., Air-kerma strength determination of a ^{169}Yb high dose rate brachytherapy source, Med. Phys. **35** (2008) 3935–3942.

[60] LIN, L., PATEL, R.R., THOMADSEN, B.R., HENDERSON, D.L., The use of directional interstitial sources to improve dosimetry in breast brachytherapy, Med. Phys. **35** (2008) 240–247.

[61] CHASWAL, V., THOMADSEN, B.R., HENDERSON, D.L., Development of an adjoint sensitivity field-based treatment-planning technique for the use of newly designed directional LDR sources in brachytherapy, Phys. Med. Biol. **57** (2012) 963–982.

[62] AIMA, M., REED, J.L., DeWERD, L.A., CULBERSON, W.S., Air-kerma strength determination of a new directional ^{103}Pd source, Med. Phys. **42** (2015) 7144–7152.

[63] RIVARD, M.J., A directional ^{103}Pd brachytherapy device: Dosimetric characterization and practical aspects for clinical use, Brachytherapy 16 (2017) 421–432.

[64] AIMA, M., DeWERD, L.A., MITCH, M.G., HAMMER, C.G., CULBERSON, W.S., Dosimetric characterization of a new directional low-dose rate brachytherapy source, Med. Phys. **45** (2018) 3848–3860.

[65] COHEN, G.N., et al., Intraoperative implantation of a mesh of directional palladium sources (CivaSheet): Dosimetry verification, clinical commissioning, dose specification, and preliminary experience, Brachytherapy **16** (2017) 1257–1264.

[66] SIOSHANSI, S., et al., Dose modeling of noninvasive image-guided breast brachytherapy in comparison to electron beam boost and three-dimensional conformal accelerated partial breast irradiation, Int. J. Radiat. Oncol. Biol. Phys. **80** (2011) 410–416.

[67] LEONARD, K.L., et al., Prescription dose evaluation for APBI with noninvasive image-guided breast brachytherapy using equivalent uniform dose, Brachytherapy **14** (2015) 496–501.

[68] RIVARD, M.J., MELHUS, C.S., WAZER, D.E., BRICAULT, R.J., Jr., Dosimetric characterization of round HDR 192Ir accuboost applicators for breast brachytherapy, Med. Phys. **36** (2009) 5027–5032.

[69] YANG, W., et al., Rotating-shield brachytherapy for cervical cancer, Phys. Med. Biol. **58** (2013) 3931–3941.

[70] EBERT, M.A., Possibilities for intensity-modulated brachytherapy: technical limitations on the use of non-isotropic sources, Phys. Med. Biol. **47** (2002) 2495–2509.

[71] EBERT, M.A., Potential dose-conformity advantages with multi-source intensity-modulated brachytherapy (IMBT), Australas. Phys. Eng. Sci. Med. **29** (2006) 165–171.

[72] WEBSTER, M.J., et al., HDR brachytherapy of rectal cancer using a novel grooved-shielding applicator design, Med. Phys. **40** (2013) 091704.

[73] WEBSTER, M.J., et al., Dynamic modulated brachytherapy (DMBT) for rectal cancer, Med. Phys. **40** (2013) 011718.

[74] ADAMS, Q.E., et al., Interstitial rotating shield brachytherapy for prostate cancer, Med. Phys. **41** (2014) 051703.

[75] FAMULARI, G., URLICH, T., ARMSTRONG, A., ENGER, S.A., Practical aspects of 153Gd as a radioactive source for use in brachytherapy, Appl. Radiat. Isot. **130** (2017) 131–139.

[76] SARFEHNIA, A., STEWART, K., SEUNTJENS, J., An absorbed dose to water standard for HDR 192Ir brachytherapy sources based on water calorimetry: numerical and experimental proof-of-principle, Med. Phys. **34** (2007) 4957–4961.

[77] SANDER, T., Air kerma and absorbed dose standards for reference dosimetry in brachytherapy, Br. J. Radiol. **87** (2014) 20140176.

[78] SARFEHNIA, A., SEUNTJENS, J., Development of a water calorimetry-based standard for absorbed dose to water in HDR 192Ir brachytherapy, Med. Phys. **37** (2010) 1914–1923.

[79] NATH, R., et al., Dosimetry of interstitial brachytherapy sources: Recommendations of the AAPM Radiation Therapy Committee Task Group No. 43. American Association of Physicists in Medicine, Med. Phys. **22** (1995) 209–234.

[80] RIVARD, M.J., et al., Supplement to the 2004 update of the AAPM Task Group No. 43 Report, Med. Phys. **34** (2007) 2187–2205.

[81] RIVARD, M.J., et al., Update of AAPM Task Group No. 43 Report: A revised AAPM protocol for brachytherapy dose calculations, Med. Phys. **31** (2004) 633–674.

[82] RIVARD, M.J., et al., Supplement 2 for the 2004 update of the AAPM Task Group No. 43 Report: Joint recommendations by the AAPM and GEC-ESTRO, Med. Phys. **44** (2017) e297–e338.

[83] WILLIAMSON, J.F., et al., Recommendations of the American Association of Physicists in Medicine regarding the impact of implementing the 2004 task group 43 report on dose specification for ^{103}Pd and ^{125}I interstitial brachytherapy, Med. Phys. **32** (2005) 1424–1439.

[84] THOMADSEN, B., et al., Analysis of treatment delivery errors in brachytherapy using formal risk analysis techniques, Int. J. Radiat. Oncol. Biol. Phys. **57** (2003) 1492–1508.

[85] INTERNATIONAL COMMISSION ON RADIATION UNITS AND MEASUREMENTS, Dose and Volume Specification for Reporting Interstitial Therapy, ICRU Report 58, Bethesda, MD (1997).

[86] INTERNATIONAL COMMISSION ON RADIATION UNITS AND MEASUREMENTS, Prescribing, Recording, and Reporting Brachytherapy for Cancer of the Cervix, ICRU Report 89, (2013).

[87] INTERNATIONAL COMMISSION ON RADIATION UNITS AND MEASUREMENTS, Dosimetry of Beta Rays and Low-energy Photons for Brachytherapy with Sealed Sources, ICRU Report 72, (2004).

[88] PEREZ-CALATAYUD, J., et al., GEC-ESTRO ACROP recommendations on calibration and traceability of LE-LDR photon-emitting brachytherapy sources at the hospital level, Radiother. Oncol. **135** (2019) 120–129.

[89] JOINT AAPM/IROC HOUSTON REGISTRY OF BRACHYTHERAPY SOURCES MEETING THE AAPM DOSIMETRIC PREREQUISITES (2022), http://rpc.mdanderson.org/RPC/BrachySeeds/Source_Registry.htm

[90] TAYLOR, R.E.P., ROGERS, D.W.O., The CLRP TG-43 Parameter Database for Brachytherapy (2022), https://physics.carleton.ca/clrp/seed_database

[91] UNIVERSITY OF VALENCIA (UVEG) VALENCIA SPAIN, Dosimetry Parameters for Source Models used in Brachytherapy (2022), https://www.uv.es/braphyqs/

[92] HOLMBERG, O., Accident prevention in radiotherapy, Biomed. Imaging Interv. J. **3** (2007) e27.

[93] VENSELAAR, J., BALTAS, D., "Brachytherapy Physics: Sources and Dosimetry", The GEC ESTRO Handbook of Brachytherapy, ESTRO, Brussels (2014) 3–23.

[94] BE, M.M., et al., Table of Radionuclides Commissariat a l'Energie Atomique, Paris (1999).

[95] BE, M.M., et al., Monographie BIPM-5, Table of Radinuclides (Vol. 3 – A = 3 to 244), Bureau International des Poids et Mesures, (2006).

[96] BE, M.M., et al., Monographie BIPM-5, Table of Radionuclides (Vol. 6 – A = 22 to 242), Bureau International des Poids et Mesures, (2011).

[97] BE, M.M., et al., Monographie BIPM-5, Table of Radionuclides (Vol. 8 – A = 41 to 198), Bureau International des Poids et Mesures, (2016).

[98] LABORATOIRE NATIONAL HENRI BECQUEREL FRANCE, Decay Data Evaluation Project (2022),
http://www.lnhb.fr/ddep_wg/

[99] INTERNATIONAL ATOMIC ENERGY AGENCY, Live Chart of Nuclides: nuclear structure and decay data (2022),
https://www-nds.iaea.org/relnsd/vcharthtml/VChartHTML.html

[100] BROOKHAVEN NATIONAL LABORATORY, National Nuclear Data Center (2022),
https://www.nndc.bnl.gov/

[101] LABORATOIRE NATIONAL HENRI BECQUEREL FRANCE, Atomic and Nuclear data (2022),
http://www.lnhb.fr/en/

[102] NUCLEAR INSTITUTE OF STANDARDS AND TECHNOLOGY, P.M.L., Radionuclide Half-Life Measurements Data (2022),
https://www.nist.gov/pml/radionuclide-half-life-measurements/radionuclide-half-life-measurements-data

[103] PEARCE, A., Recommended Nuclear Decay Data, National Physical Laboratory (NPL) Report IR 6, Teddington, Middlesex (2008).

[104] INTERNATIONAL ORGANIZATION FOR STANDARDIZATION, ISO 8601 Date and time — Representations for information interchange, (2019).

[105] PODGORSAK, M.B., DeWERD, L.A., THOMADSEN, B.R., PALIWAL, B.R., Thermal and scatter effects on the radiation sensitivity of well-type chambers used for high dose rate Ir-192 calibrations, Med. Phys. **19** (1992) 1311–1314.

[106] ATTIX, F.H., Determination of Aion and Pion in the new AAPM radiotherapy dosimetry protocol, Med. Phys. **11** (1984) 714–716.

[107] McEWEN, M., TG-51 Addendum – Overview and Implementation, Med. Phys. **39** (2012) 4006.

[108] INTERNATIONAL ATOMIC ENERGY AGENCY, Dosimetry of Small Static Fields Used in External Beam Radiotherapy. An International Code of Practice for Reference and Relative Dose Determination, Technical Reports Series No. 483, IAEA, Vienna (2017).

[109] McEWEN, M.R., Measurement of ionization chamber absorbed dose k(Q) factors in megavoltage photon beams, Med. Phys. **37** (2010) 2179–2193.

[110] POIRIER, A., DOUYSSET, G., Influence of ambient humidity on the current delivered by air-vented ionization chambers revisited, Phys. Med. Biol. **51** (2006) 4995–5006.

[111] ORGANISMO INTERNACIONAL DE ENERGÍA ATÓMICA, *Determinación de la dosis absorbida en radioterapia con haces externos*: *Un Código de Práctica Internacional para la dosimetría basada en patrones de dosis absorbida en agua*, *Colección de Informes Técnicos del OIEA* Nº 398 (Rev. 1), OIEA, Viena, 2025.

[112] SMITH, B.R., DeWERD, L.A., CULBERSON, W.S., On the stability of well-type ionization chamber source strength calibration coefficients, Med. Phys. **47** (2020) 4491–4501.

[113] VANDANA, S., SHARMA, S.D., Long term response stability of a well-type ionization chamber used in calibration of high dose rate brachytherapy sources, J. Med. Phys. **35** (2010) 100–103.

[114] MORGAN, A.M., et al., IPEM guidelines on dosimeter systems for use as transfer instruments between the UK primary dosimetry standards laboratory (NPL) and radiotherapy centres, Phys. Med. Biol. **45** (2000) 2445–2457.

[115] DOUYSSET, G., OSTROWSKY, A., DELAUNAY, F., Some unexpected behaviours of PTW/Nucletron well-type ionization chambers, Phys. Med. Biol. **53** (2008) N269–N275.

[116] MUKWADA, G., NEVERI, G., ALKHATIB, Z., WATERHOUSE, D.K., EBERT, M., Commissioning of a well-type chamber for HDR and LDR brachytherapy applications: a review of methodology and outcomes, Australas. Phys. Eng. Sci. Med. **39** (2016) 167–175.

[117] SCHERER, H., DRUNG, D., KRAUSE, C., GOTZ, M., BECKER, U., Electrometer calibration with sub-part-per-million uncertainty, IEEE T. Instrum. Meas. **68** (2019) 1887–1894.

[118] VENSELAAR, J., PÉREZ-CALATAYUD, J., A Practical Guide to Quality Control of Brachytherapy Equipment, ESTRO Booklet No. 8, ESTRO, Brussels (2004).

[119] BOCHUD, F., et al., Dosimetry and Quality Assurance in High Dose Rate Brachytherapy with Iridium-192. Recommendations No.13 of the Swiss Society for Radiobiology and Medical Physics, (2005).

[120] CORMACK, R.A., Quality assurance issues for computed tomography-, ultrasound-, and magnetic resonance imaging-guided brachytherapy, Int. J. Radiat. Oncol. Biol. Phys. **71** (2008) S136–S141.

[121] WILLIAMSON, J.F., Current brachytherapy quality assurance guidance: does it meet the challenges of emerging image-guided technologies?, Int. J. Radiat. Oncol. Biol. Phys. **71** (2008) S18–S22.

[122] INSTITUTE OF PHYSICS AND ENGINEERING IN MEDICINE, PATEL, I., WESTON, S.J., PALMER, A.L., Physics aspects of quality control in radiotherapy (2nd edn), IPEM Rep. 81, IPEM, York (2018).

[123] STEENHUIJSEN, J., et al., Code of Practice for Quality Assurance of Brachytherapy with Ir-192 Afterloaders. Report 30 of the Netherlands Commission on Radiation Dosimetry, (2018).

[124] ORGANIZACIÓN INTERNACIONAL DE NORMALIZACIÓN, *Requisitos generales para la competencia de los laboratorios de ensayo y calibración*, ISO/IEC 17025:2005, Ginebra, 2017.

[125] INTERNATIONAL ATOMIC ENERGY AGENCY, Calibration of Reference Dosimeters for External Beam Radiotherapy, Technical Reports Series No. 469, IAEA, Vienna (2009).

[126] KLEIN, E.E., et al., Task Group 142 report: quality assurance of medical accelerators, Med. Phys. **36** (2009) 4197–4212.

[127] INTERNATIONAL COMMISSION ON RADIATION UNITS AND MEASUREMENTS, International vocabulary of metrology – Basic and general concepts and associated terms (VIM), JCGM 200:2012(E/F), BIPM, (2012).

[128] JUDGE, S., BURNS, D., KESSLER, C., TOROI, P., MSIMANG, Z., The International Measurement System for Radiation Dosimetry, IAEA/WHO SSDL Newsletter. **73** (2021) 5–7.

[129] INTERNATIONAL COMMITTEE FOR WEIGHTS AND MEASURES, Key Comparison Database, BIPM, (1999–2015).

[130] INTERNATIONAL ATOMIC ENERGY AGENCY, SSDL NETWORK CHARTER (2nd edn), IAEA, Vienna (2018).

[131] ORGANISMO INTERNACIONAL DE ENERGÍA ATÓMICA, Red SSDL (2021), https://ssdl.iaea.org/Home/Members

[132] BUREAU INTERNATIONAL DES POIDS ET MESURES, Mutual recognition of national measurement standards and of calibration and measurement certificates issued by national metrology institutes, BIPM, Paris (1999).

[133] BUREAU INTERNATIONAL DES POIDS ET MESURES, Mutual recognition of national measurement standards and of calibration and measurement certificates issued by national metrology institutes – Technical supplement to the arrangement, CIPM, Paris (2003).

[134] ALVAREZ, J.T., et al., Comparison BIPM.RI(I)-K8 of high dose-rate Ir-192 brachytherapy standards for reference air kerma rate of the VSL and the BIPM, Metrologia **51** (2014) 06022.

[135] ALVAREZ, J.T., SANDER, T., DE POOTER, J.A., ALLISY-ROBERTS, P.J., KESSLER, C., Comparison BIPM.RI(I)-K8 of high dose rate Ir-192 brachytherapy standards for reference air kerma rate of the NPL and the BIPM, Metrologia **51** (2014) 06024.

[136] KESSLER, C., ALLISY-ROBERTS, P.J., SELBACH, H.J., Comparison BIPM.RI(I)-K8 of high dose-rate Ir-192 brachytherapy standards for reference air kerma rate of the PTB and the BIPM, Metrologia **52** (2015) 06005.

[137] KESSLER, C., DOWNTON, B., MAINEGRA-HING, E., Comparison BIPM.RI(I)-K8 of high dose-rate Ir-192 brachytherapy standards for reference air kerma rate of the NRC and the BIPM, Metrologia **52** (2015) 06013

[138] KESSLER, C., KUROSAWA, T., MIKAMOTO, T., Comparison BIPM.RI(I)-K8 of high dose-rate Ir-192 brachytherapy standards for reference air kerma rate of the NMIJ and the BIPM, Metrologia **53** (2016) 06001.

[139] BUREAU INTERNATIONAL DES POIDS ET MESURES (BIPM), Key Comparison Database (KCDB) (2021), https://www.bipm.org/kcdb/

[140] ROZENFELD, M., JETTE, D., Quality assurance of radiation dosage - usefulness of redundancy, Radiology **150** (1984) 241–244.

[141] BIDMEAD, A.M., et al., The IPEM code of practice for determination of the reference air kerma rate for HDR 192Ir brachytherapy sources based on the NPL air kerma standard, Phys. Med. Biol. **55** (2010) 3145–3159.

[142] DeWERD, L.A., et al., A dosimetric uncertainty analysis for photon-emitting brachytherapy sources: report of AAPM Task Group No. 138 and GEC-ESTRO, Med. Phys. **38** (2011) 782–801.

[143] KUTCHER, G.J., et al., Comprehensive QA for radiation oncology: report of AAPM Radiation Therapy Committee Task Group 40, Med. Phys. **21** (1994) 581–618.

[144] SOARES, C.G., DOUYSSET, G., MITCH, M.G., Primary standards and dosimetry protocols for brachytherapy sources, Metrologia **46** (2009) S80–S98.

[145] SCHÜLLER, A., MEIER, M., SELBACH, H.J., ANKERHOLD, U., A radiation quality correction factor k(Q) for well-type ionization chambers for the measurement of the reference air kerma rate of 60Co HDR brachytherapy sources, Med. Phys. **42** (2015) 4285–4294.

[146] CHANG, L., HO, S.Y., CHUI, C.S., DU, Y.C., CHEN, T., Room scatter factor modelling and measurement error analysis of 192Ir HDR calibration by a Farmer chamber, Phys. Med. Biol. **52** (2007) 871–877.

[147] BALTAS, D., et al., Comparison of calibration procedures for Ir-192 high-dose-rate brachytherapy sources, Int. J. Radiat. Oncol. Biol. Phys. **43** (1999) 653–661.

[148] GRIFFIN, S.L., DeWERD, L.A., MICKA, J.A., BOHM, T.D., The effect of ambient pressure on well-type chamber response: experimental results with empirical correction factors, Med. Phys. **32** (2005) 700–709.

[149] BOHM, T.D., GRIFFIN, S.L., DELUCA, P.M., Jr., DeWERD, L.A., The effect of ambient pressure on well-type chamber response: Monte Carlo calculated results for the HDR 1000 plus, Med. Phys. **32** (2005) 1103–1114.

[150] TORNERO-LOPEZ, A.M., et al., Dependence with air density of the response of the PTW SourceCheck ionization chamber for low energy brachytherapy sources, Med. Phys. **40** (2013) 122103.

[151] TORRES DEL RIO, J., TORNERO-LOPEZ, A.M., GUIRADO, D., PEREZ-CALATAYUD, J., LALLENA, A.M., Air density dependence of the response of the PTW SourceCheck 4pi ionization chamber for ^{125}I brachytherapy seeds, Phys. Med. **38** (2017) 93–97.

[152] WATT, E., SPENCER, D.P., MEYER, T., Technical Note: Empirical altitude correction factors for well-type chamber measurements of permanent prostate and breast seed implant sources, Med. Phys. **44** (2017) 5517–5521.

[153] FORASTERO RODRIGUEZ, C., et al., Air density dependence of the response of the PTW sourcecheck 4PI ionization chamber to Pd-103 brachytherapy sources, Phys. Med. **52** (2018) 142.

[154] LAMBECK, J., KENNAN, W., DeWERD, L.A., Effect of well-type chamber altitude pressure corrections for cesium Blu (131) Cs and CivaDot (103) Pd brachytherapy sources, Med. Phys. **48** (2021) 5584–5592.

[155] LA RUSSA, D.J., McEWEN, M., ROGERS, D.W., An experimental and computational investigation of the standard temperature-pressure correction factor for ion chambers in kilovoltage x rays, Med. Phys. **34** (2007) 4690–4699.

[156] ALVAREZ ROMERO, J.T., DE LA CRUZ HERNANDEZ, D., CABRERA VERTTI, R., The dependence of NKR versus KR: the initial, thermal, volumetric recombination and screening effect on the efficiency of collected charges on the calibration of si HDR1000 plus well-type chambers with ^{192}Ir HDR sources, Biomed. Phys. Eng. Express. **8** (2022) 027002.

[157] SHIPLEY, D.R., SANDER, T., NUTBROWN, R.F., Source geometry factors for HDR 192Ir brachytherapy secondary standard well-type ionization chamber calibrations, Phys. Med. Biol. **60** (2015) 2573–2586.

[158] RILEY, A.D., PIKE, T.L., MICKA, J.A., FULKERSON, R.K., DeWERD, L.A., Determination of air-kerma strength for the Ir-192 GammaMedplus iX pulsed-dose-rate brachytherapy source, Med. Phys. **40** (2013) 071732.

[159] RASMUSSEN, B.E., DAVIS, S.D., SCHMIDT, C.R., MICKA, J.A., DeWERD, L.A., Comparison of air-kerma strength determinations for HDR ^{192}Ir sources, Med. Phys. **38** (2011) 6721–6729.

[160] HACKETT, S.L., DAVIS, B., NIXON, A., WYATT, R., Constancy checks of well-type ionization chambers with external-beam radiation units, J. Appl. Clin. Medical. Phys. **16** (2015) 508-514.

[161] BALTAS, D., SAKELLIOU, L., ZAMBOGLOU, N., The Physics of Modern Brachytherapy for Oncology, CRC Press, Boca Raton (2006).

[162] DIEZ, P., et al., A multicentre audit of HDR/PDR brachytherapy absolute dosimetry in association with the INTERLACE trial (NCT015662405), Phys. Med. Biol. **62** (2017) 8832–8849.

[163] DEMPSEY, C., et al., ACPSEM brachytherapy working group recommendations for quality assurance in brachytherapy, Australas. Phys. Eng. Sci. Med. **36** (2013) 387–396.

[164] SELTZER, S.M., et al., New national air-kerma-strength standards for ^{125}I and ^{103}Pd brachytherapy seeds, J. Res. Natl. Inst. Stand. Technol. **108** (2003) 337–358.

[165] SELTZER, S.M., et al., Erratum: New national air-kerma-strength standards for ^{125}I and ^{103}Pd brachytherapy seeds, J. Res. Natl. Inst. Stand. Technol. **109** (2004) 301.

[166] CULBERSON, W.S., DeWERD, L.A., ANDERSON, D.R., MICKA, J.A., Large-volume ionization chamber with variable apertures for air-kerma measurements of low-energy radiation sources, Rev. Sci. Instrum. **77** (2006) 015105.

[167] INTERNATIONAL COMMITTEE FOR WEIGHTS AND MEASURES, Evaluation of Measurement Data - Guide to the Expression of Uncertainty in Measurement, JCGM 100:2008, BIPM, Paris (2008).

[168] INTERNATIONAL ATOMIC ENERGY AGENCY, Measurement Uncertainty, IAEA-TECDOC-1585, Vienna (2008).

[169] DEUTSCHES INSTITUT FÜR NORMUNG (DIN), Dosimetry for Photon Brachytherapy - Part 2: Radiation sources, source calibration, source test and dose calculation, DIN 6803–2, Berlin (2020).

[170] PASTOR-SANCHIS, V., et al., Experimental validation of the Valencia-type applicators developed for the BEBIG HDR afterloader Saginova, Med. Phys. **44** (2017) 3176.

[171] GRANERO, D., et al., Dosimetric relevance of the Valencia and Leipzig HDR applicators plastic cap, Med. Phys. **43** (2016) 3476.

[172] GRANERO, D., et al., Commissioning and quality assurance procedures for the HDR Valencia skin applicators, J. Contemp. Brachytherapy **8** (2016) 441–447.

[173] ARYAL, P., CHEN, S., AGARWAL, M., ZHOU, J., LASIO, G., Commissioning of HDR Valencia applicators, Med. Phys. **46** (2019) e549.

[174] PEREZ-CALATAYUD, J., et al., A dosimetric study of Leipzig applicators, Int. J. Radiat. Oncol. Biol. Phys. **62** (2005) 579–584.

[175] NIU, H., HSI, W., CHU, J., KIRK, M., KOUWENHOVEN, E., Dosimetric characteristics of the HDR Leipzig applicator in surface radiation treatments, Med. Phys. 31 (2004) 1771–1772.

[176] HSI, W., NIU, H., CHU, J., 3D analytical dosimetric model for radiation treatment planning with the HDR Leipzig surface applicator, Med. Phys. **31** (2004) 1808.

[177] PEREZ-CALATAYUD, J., et al., Design and evaluation of an HDR skin applicator with flattening filter, Radiother. Oncol. **84** (2007) S145.

[178] OUHIB, Z., et al., Aspects of dosimetry and clinical practice of skin brachytherapy: The American Brachytherapy Society working group report, Brachytherapy **14** (2015) 840–858.

[179] NACHMAN, J., et al., Disparate histologic responses in simultaneously resected primary and metastatic osteosarcoma following intravenous neoadjuvant chemotherapy, J. Clin. Oncol. **5** (1987) 1185–1190.

[180] FULKERSON, R.K., MICKA, J.A., DeWERD, L.A., Dosimetric characterization and output verification for conical brachytherapy surface applicators. Part II. High dose rate 192Ir sources, Med. Phys. **41** (2014) 022104.

[181] FULKERSON, R.K., et al., Surface brachytherapy: Joint report of the AAPM and the GEC-ESTRO Task Group No. 253, Med. Phys. **47** (2020) e951–e987.

[182] DeWERD, L.A., CULBERSON, W.S., MICKA, J.A., SIMIELE, S.J., A modified dose calculation formalism for electronic brachytherapy sources, Brachytherapy **14** (2015) 405-408.

[183] EURAMET, Primary Standards and Traceable Measurement Methods for X-ray Emitting Electronic Brachytherapy Devices, (2019-2022), Resumen publicable disponible en http://www.ebt-empir.eu/, 25 de noviembre de 2020.

[184] HIATT, J.R., RIVARD, M.J., HUGHES, H.G., Simulation evaluation of NIST air-kerma rate calibration standard for electronic brachytherapy, Med. Phys. **43** (2016) 1119–1129.

[185] DELANEY, T.F., et al., Intraoperative dural irradiation by customized (192) iridium and (90) yttrium brachytherapy plaques, Int. J. Radiat. Oncol. Biol. Phys. **57** (2003) 239-245.

[186] ZUCKERMAN, S.L., LIM, J., YAMADA, Y., BILSKY, M.H., LAUFER, I., Brachytherapy in spinal tumors: a systematic review, World Neurosurg. **118** (2018) E235–E244.

[187] NATH, R., et al., Intravascular brachytherapy physics: Report of the AAPM Radiation Therapy Committee Task Group No. 60, Med. Phys. **26** (1999) 119–152.

[188] ASTRAHAN, M.A., A patch source model for treatment planning of ruthenium ophthalmic applicators, Med. Phys. **30** (2003) 1219–1228.

[189] WILLIAMSON, J., COURSEY, B.M., DeWERD, L.A., HANSON, W.F., NATH, R., Dosimetric prerequisites for routine clinical use of new low energy photon interstitial brachytherapy sources. Recommendations of the American Association of Physicists in Medicine Radiation Therapy Committee. Ad Hoc Subcommittee of the Radiation Therapy Committee, Med. Phys. **25** (1998) 2269–2270.

[190] DeWERD, L.A., et al., Procedures for establishing and maintaining consistent air-kerma strength standards for low-energy, photon-emitting brachytherapy sources: recommendations of the Calibration Laboratory Accreditation Subcommittee of the American Association of Physicists in Medicine, Med. Phys. **31** (2004) 675–681.

[191] SELTZER, S.M., BERGSTROM, P.M., Jr., Changes in the U.S. Primary Standards for the Air kerma from gamma-ray beams, J. Res. Natl. Inst. Stand. Technol. **108** (2003) 359–381.

[192] SHEN, H., CULBERSON, W.S., ROSS, C.K., Technical Note: An investigation of polarity effects for wide-angle free-air chambers, Med. Phys. **43** (2016) 4106–4112.

[193] SELBACH, H.J., KRAMER, H.M., CULBERSON, W.S., Realization of reference air-kerma rate for low-energy photon sources, Metrologia **45** (2008) 422–428.

[194] BOHM, J., SCHNEIDER, U., Review of extrapolation chamber measurements of beta-rays and low-energy X-rays, Radiat. Prot. Dosimetry **14** (1986) 193–198.

[195] AUBINEAU-LANIECE, I., et al., LNE-LNHB air-kerma and absorbed dose to water primary standards for low dose-rate I-125 brachytherapy sources, Metrologia **49** (2012) S189–S192.

[196] ROSSITER, M.J., WILLIAMS, T.T., BASS, G.A., Air kerma rate calibration of small sources of Co-60, Cs-137, Ra-226 and Ir-192, Phys. Med. Biol. **36** (1991) 279–284.

[197] SEPHTON, J.P., et al., Calibration of the NPL secondary standard radionuclide calibrator for Ir-192 brachytherapy sources, Phys. Med. Biol. **38** (1993) 1157–1164.

[198] INTERNATIONAL ORGANIZATION FOR STANDARDIZATION, X and gamma reference radiations for calibrating dosemeters and dose ratemeters and for determining their response as a function of photon energy, Part 1: characteristics of the radiations and their methods of production, ISO 4037, Geneva (1993).

[199] VERHAEGEN, F., VANDIJK, E., THIERENS, H., AALBERS, A., SEUNTJENS, J., Calibration of low activity Ir-192 brachytherapy sources in terms of reference air kerma rate with large volume spherical ionization chambers, Phys. Med. Biol. **37** (1992) 2071–2082.

[200] PIERMATTEI, A., AZARIO, L., Applications of the Italian protocol for the calibration of brachytherapy sources, Phys. Med. Biol. **42** (1997) 1661–1669.

[201] OBORIN, A.V., TROFIMCHUK, S.G., VILLEVALDE, A.Y., YAKOVENKO, A.A., Air kerma rate measurement for I-125 medical microsources, Meditsinskaya Fizika. **71** (2016) 40–48.

[202] VILLEVALDE, A.Y., OBORIN, A.V., TROFIMCHUK, S.G., Metrological support of dosimetry measurements in brachytherapy, Ukrainian Metrological Journal, (2017).

[203] GOETSCH, S.J., ATTIX, F.H., PEARSON, D.W., THOMADSEN, B.R., Calibration of Ir-192 high-dose-rate afterloading systems, Med. Phys. **18** (1991) 462–467.

[204] STUMP, K.E., DeWERD, L.A., MICKA, J.A., ANDERSON, D.R., Calibration of new high dose rate 192Ir sources, Med. Phys. **29** (2002) 1483–1488.

[205] MAINEGRA-HING, E., ROGERS, D.W., On the accuracy of techniques for obtaining the calibration coefficient NK of ^{192}Ir HDR brachytherapy sources, Med. Phys. **33** (2006) 3340–3347.

[206] KUMAR, S., SRINIVASAN, P., SHARMA, S.D., SUBBAIAH, K.V., MAYYA, Y.S., Evaluation of scatter contribution and distance error by iterative methods for strength determination of HDR Ir-192 brachytherapy source, Med. Dosim. **35** (2010) 230–237.

[207] KUMAR, S., SRINIVASAN, P., SHARMA, S.D., MAYYA, Y.S., A simplified analytical approach to estimate the parameters required for strength determination of HDR Ir-192 brachytherapy sources using a Farmer-type ionization chamber, Appl. Radiat. Isotopes. **70** (2012) 282–289.

[208] SELBACH, H.J., New calibration device for ^{192}Ir and ^{60}Co-brachytherapy radiation sources [In German]. Tagungsband der 37. Jahrestagung der Deutschen Gesellschaft für Medizinische Physik e.V, (2006).

[209] BÜERMANN, L., KRAMER, H.M., SCHRADER, H., SELBACH, H.J., Activity determination of ^{192}Ir solid sources by ionization chamber measurements using calculated corrections of self-absorption, Nucl. Instrum. Methods. Phys. Res. A. **339** (1994) 369–376.

[210] MARECHAL, M.H., FERREIRA, I.H., PEIXOTO, J.G., SIBATA, C.H., DE ALMEIDA, C.E., A method to determine the air kerma calibration factor for thimble ionization chambers used for Ir-192 HDR source calibration, Phys. Medica. **19** (2003) 131–135.

[211] DI PRINZIO, R., DE ALMEIDA, C.E., Air kerma standard for calibration of well-type chambers in Brazil using Ir-192 HDR sources and its traceability, Med. Phys. **36** (2009) 953–960.

[212] DOUYSSET, G., et al., Comparison of dosimetric standards of USA and France for HDR brachytherapy, Phys. Med. Biol. **50** (2005) 1961–1978.

[213] DOUYSSET, G., GOURIOU, J., DELAUNAY, F., Dose metrology for high dose rate brachytherapy: from the definition of the national standard towards transfer to users [in French], Revue Francaise de Metrologie **2** (2007) 3–10.

[214] VAN DIJK, E., KOLKMAN-DEURLOO, I.K.K., DAMEN, P.M.G., Determination of the reference air kerma rate for Ir-192 brachytherapy sources and the related uncertainty, Med. Phys. **31** (2004) 2826–2833.

[215] PETERSEN, J.J., VAN DIJK, E., AALBERS, A., Comparison of methods for derivation of ^{192}Ir calibration factors for the NE 2561 & 2571 ionisation chambers, Report S-EI-94.01, Utrecht, The Netherlands: NMi Van Swinden Laboratorium (1994).

[216] PODER, J., et al., High dose rate brachytherapy source measurement intercomparison, Australas. Phys. Eng. Sci. Med. **40** (2017) 377–383.

[217] BUTLER, D., HAWORTH, A., SANDER, T., TODD, S., Comparison of Ir-192 air kerma calibration coefficients derived at ARPANSA using the interpolation method and at the National Physical Laboratory using a direct measurement, Australas. Phys. Eng. Sci. Med. **31** (2008) 332–338.

[218] SANDER, T., NUTBROWN, R.F., The NPL air kerma primary standard TH100C for high dose rate 192Ir brachytherapy sources, NPL Report. DQL-RD 004, National Physical Laboratory, Teddington, UK (2006).

[219] KUMAR, S., SRINIVASAN, P., SHARMA, S.D., Calibration coefficient of reference brachytherapy ionization chamber using analytical and Monte Carlo methods, Appl. Radiat. Isot. **68** (2010) 1108–1115.

[220] CHU, W.H., YUAN, M.C., LEE, J.H., LIN, Y.C., Reference air kerma rate calibration system for high dose rate Ir-192 brachytherapy sources in Taiwan, Rad. Phys. Chem. **140** (2017) 361–364.

[221] KIM, Y., YI, C.Y., KIM, I.J., SEONG, Y.M., Changes of KRISS primary standards by implementing ICRU 90 recommendation, J. Korean Phys. Soc. **78** (2021) 842–848.

[222] SCHNEIDER, T., SELBACH, H.J., Realisation of the absorbed dose to water for I-125 interstitial brachytherapy sources, Radiother. Oncol. **100** (2011) 442–445.

[223] SCHNEIDER, T., A method to determine the water kerma in a phantom for x-rays with energies up to 40 keV, Metrologia **46** (2009) 95–100.

[224] SCHNEIDER, T., A robust method for determining the absorbed dose to water in a phantom for low-energy photon radiation, Phys. Med. Biol. **56** (2011) 3387–3402.

[225] TONI, M.P., et al., Direct determination of the absorbed dose to water from I-125 low dose-rate brachytherapy seeds using the new absorbed dose primary standard developed at ENEA-INMRI, Metrologia **49** (2012) S193–S197.

[226] MALIN, M.J., PALMER, B.R., DeWERD, L.A., Absolute measurement of LDR brachytherapy source emitted power: Instrument design and initial measurements, Med. Phys. **43** (2016) 796–806.

[227] STUMP, K.E., DeWERD, L.A., RUDMAN, D.A., SCHIMA, S.A., Active radiometric calorimeter for absolute calibration of radioactive sources, Rev. Sci. Instrum. **76** (2005) 033504.

[228] KRAUSS, A., The PTB water calorimeter for the absolute determination of absorbed dose to water in Co-60 radiation, Metrologia **43** (2006) 259–272.

[229] BAMBYNEK, M., KRAUSS, A., Determination of absorbed dose to water for ^{192}Ir HDR brachytherapy sources in near-field geometry, ed. PTB report: advanced metrology for cancer therapy, Proc. Int. Conf. Braunschweig, KAPSCH, R.P., PTB-Dos-56. Braunschweig, Germany: PTB (2011).

[230] DE PREZ, L.A., DE POOTER, J.A., Development of the VSL water calorimeter as a primary standard for absorbed dose to water measurements for HDR brachytherapy sources, ed. PTB report: advanced metrology for cancer therapy, Proc. Int. Conf. Braunschweig, KAPSCH, R.P., PTB-Dos-56. Braunschweig, Germany: PTB (2011).

[231] GUERRA, A.S., et al., A standard graphite calorimeter for dosimetry in brachytherapy with high dose rate Ir-192 sources, Metrologia **49** (2012) S179–S183.

[232] SANDER, T., et al., NPL's new absorbed dose standard for the calibration of HDR Ir-192 brachytherapy sources, Metrologia **49** (2012) S184–S188.

[233] SELBACH, H.J., et al., Corrigendum: Experimental determination of the dose rate constant for selected I-125- and Ir-192-brachytherapy sources (2012 Metrologia 49 S219–22), Metrologia **51** (2014) 127.

[234] SELBACH, H.J., et al., Experimental determination of the dose rate constant for selected I-125- and Ir-192-brachytherapy sources, Metrologia **49** (2012) S219–S222.

[235] AUSTERLITZ, C., et al., Determination of absorbed dose in water at the reference point D (r_0, θ_0) for an Ir-192 HDR brachytherapy source using a Fricke system, Med. Phys. **35** (2008) 5360–5365.

[236] EL GAMAL, I., COJOCARU, C., MAINEGRA-HING, E., McEWEN, M., The Fricke dosimeter as an absorbed dose to water primary standard for Ir-192 brachytherapy, Phys. Med. Biol. **60** (2015) 4481–4495.

[237] FRANCO, L., GAVAZZI, S., COELHO, M., DE ALMEIDA, C.E., Determination of the Fricke G Value for HDR ^{192}Ir Sources Using Ionometric Measurements, (Standards, applications and quality assurance in medical radiation dosimetry (IDOS) - Proceedings of an International Symposium, Vienna, 9–12 November 2010), Vol. 1, IAEA, 111–119.

[238] McEWEN, M., GAMAL, I., MAINEGRA-HING, E., COJOCARU, C., Determination of the radiation chemical yield (G) for the Fricke chemical dosimetry system in photon and electron beams, Report NRC-PIRS-1980, Ionizing Radiation Standards, National Research Council Canada, Ottawa, Canada (2014).

[239] DE ALMEIDA, C.E., et al., A feasibility study of Fricke dosimetry as an absorbed dose to water standard for Ir-192 HDR sources, Plos One **9** (2014) e115155.

[240] SALATA, C., et al., Validating Fricke dosimetry for the measurement of absorbed dose to water for HDR Ir-192 brachytherapy: a comparison between primary standards of the LCR, Brazil, and the NRC, Canada, Phys. Med. Biol. **63** (2018) 085004.

[241] HANSEN, J.B., CULBERSON, W.S., DeWERD, L.A., Windowless extrapolation chamber measurement of surface dose rate from a Sr-90/Y-90 ophthalmic applicator, Radiat. Meas. **108** (2018) 34–40.

[242] INTERNATIONAL ORGANIZATION FOR STANDARDIZATION, Clinical Dosimetry – Beta radiation sources for brachytherapy, Geneva (2009).

[243] SOARES, C.G., HALPERN, D.G., WANG, C.K., Calibration and characterization of beta-particle sources for intravascular brachytherapy, Med. Phys. **25** (1998) 339–346.

[244] DINSMORE, M., et al., A new miniature x-ray source for interstitial radiosurgery: device description, Med. Phys. **23** (1996) 45–52.

[245] DOUGLAS, R.M., et al., Dosimetric results from a feasibility study of a novel radiosurgical source for irradiation of intracranial metastases, Int. J. Radiat. Oncol. Biol. Phys. **36** (1996) 443–450.

[246] BEATTY, J., et al., A new miniature x-ray device for interstitial radiosurgery: dosimetry, Med. Phys. **23** (1996) 53–62.

[247] ARMOOGUM, K.S., PARRY, J.M., SOULIMAN, S.K., SUTTON, D.G., MACKAY, C.D., Functional intercomparison of intraoperative radiotherapy equipment - Photon Radiosurgery System, Radiat. Oncol. **2** (2007) 11.

[248] SCHNEIDER, T., SELBACH, H.J., ROUIJAA, M., Absolute dosimetry for brachytherapy with the Intrabeam® miniature X-ray devices, Radiother. Oncol. **96** (2010) S573.

[249] EATON, D.J., Quality assurance and independent dosimetry for an intraoperative x-ray device, Med. Phys. **39** (2012) 6908–6920.

[250] SCHNEIDER, F., et al., A novel device for intravaginal electronic brachytherapy, Int. J. Radiat. Oncol. Biol. Phys. **74** (2009) 1298–1305.

[251] WENZ, F., et al., Kypho-IORT - a novel approach of intraoperative radiotherapy during kyphoplasty for vertebral metastases, Radiat. Oncol. **5** (2010) Article number 11.

[252] SCHNEIDER, F., et al., Development of a novel method for intraoperative radiotherapy during kyphoplasty for spinal metastases (Kypho-Iort), Int. J. Radiat. Oncol. Biol. Phys. **81** (2011) 1114–1119.

[253] RIVARD, M.J., DAVIS, S.D., DeWERD, L.A., RUSCH, T.W., AXELROD, S., Calculated and measured brachytherapy dosimetry parameters in water for the Xoft Axxent X-Ray Source: an electronic brachytherapy source, Med. Phys. **33** (2006) 4020–4032.

[254] LIU, D., et al., Spectroscopic characterization of a novel electronic brachytherapy system, Phys. Med. Biol. **53** (2008) 61–75.

[255] MEHTA, V.K., et al., Experience with an electronic brachytherapy technique for intracavitary accelerated partial breast irradiation, Am. J Clin. Oncol. - Cancer Clinical Trials **33** (2010) 327–335.

[256] DICKLER, A., Xoft Axxent® electronic brachytherapy - a new device for delivering brachytherapy to the breast, Nat. Clin. Pract. Oncol. **6** (2009) 138–142.

[257] DICKLER, A., et al., A dosimetric comparison of Xoft Axxent electronic brachytherapy and iridium-192 high-dose-rate brachytherapy in the treatment of endometrial cancer, Brachytherapy **7** (2008) 351–354.

[258] RONG, Y., WELSH, J.S., Surface applicator calibration and commissioning of an electronic brachytherapy system for nonmelanoma skin cancer treatment, Med. Phys. **37** (2010) 5509–5517.

[259] RICHARDSON, S., GARCIA-RAMIREZ, J., LU, W., MYERSON, R.J., PARIKH, P., Design and dosimetric characteristics of a new endocavitary contact radiotherapy system using an electronic brachytherapy source, Med. Phys. **39** (2012) 6838–6846.

[260] CROCE, O., et al., Contact radiotherapy using a 50 kV X-ray system: Evaluation of relative dose distribution with the Monte Carlo code PENELOPE and comparison with measurements, Rad. Phys. Chem. **81** (2012) 609–617.

[261] GERARD, J.P., et al., A brief history of contact X-ray brachytherapy 50 kVp, Cancer Radiother. **24** (2020) 222–225.

[262] IBANEZ-ROSELLO, B., et al., Failure mode and effects analysis of skin electronic brachytherapy using Esteya (R) unit, J Contemp Brachytherapy **8** (2016) 518–524.

[263] GARCIA-MARTINEZ, T., CHAN, J.P., J.P.C., BALLESTER, F., Dosimetric characteristics of a new unit for electronic skin brachytherapy, J. Contemp. Brachytherapy **6** (2014) 45–53.

[264] MA, C.M., et al., AAPM protocol for 40-300 kV x-ray beam dosimetry in radiotherapy and radiobiology, Med. Phys. **28** (2001) 868–893.

[265] CULBERSON, W.S., et al., Dose-rate considerations for the INTRABEAM electronic brachytherapy system: Report from the American association of physicists in medicine task group no. 292, Med. Phys. **47** (2020) e913–e919.

[266] LAMPERTI, P.J., WYCKOFF, H.O., NBS Free-Air Chamber for Measurement of 10 to 60 Kv X Rays, J. Res. Natl. Bur. Stand. C Eng. Instrum. **69C** (1965) 39–47.

[267] ABUDRA'A, A., et al., Dosimetry formalism and calibration procedure for electronic brachytherapy sources in terms of absorbed dose to water, Phys. Med. Biol. **65** (2020) 145006.

[268] WATSON, P.G.F., POPOVIC, M., SEUNTJENS, J., Determination of absorbed dose to water from a miniature kilovoltage x-ray source using a parallel-plate ionization chamber, Phys. Med. Biol. **63** (2018) 015016.

[269] WATSON, P.G.F., BEKERAT, H., PAPACONSTADOPOULOS, P., DAVIS, S., SEUNTJENS, J., An investigation into the INTRABEAM miniature x-ray source dosimetry using ionization chamber and radiochromic film measurements, Med. Phys. **45** (2018) 4274–4286.

[270] SCHNEIDER, T., RADECK, D., ŠOLC, J., Development of a new primary standard for the realization of the absorbed dose to water for electronic brachytherapy X-ray sources, Brachytherapy **15** (2016) S27–S28.

[271] MORRISON, H., MENON, G., SLOBODA, R.S., Radiochromic film calibration for low-energy seed brachytherapy dose measurement, Med. Phys. **41** (2014) 072101.

[272] SMITH, B.R., MICKA, J.A., AIMA, M., DeWERD, L.A., CULBERSON, W.S., Air-kerma strength determination of an HDR ^{192}Ir source including a geometric sensitivity study of the seven-distance method, Med. Phys. **44** (2017) 311–320.

[273] HEILEMANN, G., NESVACIL, N., BLAICKNER, M., KOSTIUKHINA, N., GEORG, D., Multidimensional dosimetry of ^{106}Ru eye plaques using EBT3 films and its impact on treatment planning, Med. Phys. **42** (2015) 5798–5808.

[274] HERMIDA-LOPEZ, M., BRUALLA, L., Absorbed dose distributions from ophthalmic ^{106}Ru/^{106}Rh plaques measured in water with radiochromic film, Med. Phys. **45** (2018) 1699–1707.

[275] PALMER, A.L., BRADLEY, D.A., NISBET, A., Dosimetric audit in brachytherapy, Br. J. Radiol. **87** (2014) 20140105.

[276] PALMER, A.L., LEE, C., RATCLIFFE, A.J., BRADLEY, D., NISBET, A., Design and implementation of a film dosimetry audit tool for comparison of planned and delivered dose distributions in high dose rate (HDR) brachytherapy, Phys. Med. Biol. **58** (2013) 6623–6640.

[277] CHIUTSAO, S.T., ANDERSON, L.L., Thermoluminescent dosimetry for Pd-103 seeds (model 200) in solid water phantom, Med Phys. **18** (1991) 449–452.

[278] KIROV, A., WILLIAMSON, J.F., MEIGOONI, A.S., ZHU, Y., TLD, diode and Monte Carlo dosimetry of an 192Ir source for high dose-rate brachytherapy, Phys. Med. Biol. **40** (1995) 2015–2036.

[279] KARAISKOS, P., et al., Monte Carlo and TLD dosimetry of an ^{192}Ir high dose-rate brachytherapy source, Med. Phys. **25** (1998) 1975–1984.

[280] MEIGOONI, A.S., SOWARDS, K., SOLDANO, M., Dosimetric characteristics of the InterSource (103) palladium brachytherapy source, Med. Phys. **27** (2000) 1093–1100.

[281] DeWERD, L.A., LIANG, Q., REED, J.L., CULBERSON, W.S., The use of TLDs for brachytherapy dosimetry, Radiat. Meas. **71** (2014) 276–281.

[282] PIESSENS, M., REYNAERT, N., Verification of absolute dose rates for intravascular brachytherapy beta sources, Phys. Med. Biol. **45** (2000) 2219–2231.

[283] REFT, C.S., KUCHNIR, F.T., ROSENBERG, I., MYRIANTHOPOULOS, L.C., Dosimetry of Sr-90 ophthalmic applicators, Med. Phys. **17** (1990) 641–646.

[284] BINDER, W., CHIARI, A., AIGINGER, H., Determination of the dose distribution of an ophthalmic Ru-106 irradiator with TLDs and an eye phantom, Radiat. Prot. Dosimetry **34** (1990) 275–278.

[285] SIDDLE, D., LANGMACK, K., Calibration of strontium-90 eye applicator using a strontium external beam standard, Phys. Med. Biol. **44** (1999) 1597–1608.

[286] KAPP, K.S., STUECKLSCHWEIGER, G.F., KAPP, D.S., HACKL, A.G., Dosimetry of intracavitary placements for uterine and cervical-carcinoma - results of orthogonal film, TLD, and CT-assisted techniques, Radiother. Oncol. **24** (1992) 137–146.

[287] TOYE, W., et al., An in vivo investigative protocol for HDR prostate brachytherapy using urethral and rectal thermoluminescence dosimetry, Radiother. Oncol. **91** (2009) 243–248.

[288] RAFFI, J.A., et al., Determination of exit skin dose for Ir-192 intracavitary accelerated partial breast irradiation with thermoluminescent dosimeters, Med. Phys. **37** (2010) 2693–2702.

[289] ROUE, A., VENSELAAR, J.L.M., FERREIRA, I.H., BRIDIER, A., VAN DAM, J., Developments of a TLD mailed system for remote dosimetry audit for Ir-192 HDR and PDR sources, Radiother. Oncol. **83** (2007) 86–93.

[290] PALMER, A.L., BRADLEY, D.A., NISBET, A., Improving quality assurance of HDR brachytherapy: verifying agreement between planned and delivered dose distributions using DICOM RTDose and advanced film dosimetry, Med. Phys. **41** (2014) 270.

[291] NUNN, A.A., DAVIS, S.D., MICKA, J.A., DeWERD, L.A., LiF : Mg,Ti TLD response as a function of photon energy for moderately filtered x-ray spectra in the range of 20-250 kVp relative to Co-60, Med. Phys. **35** (2008) 1859–1869.

[292] DAVIS, S.D., et al., The response of LiF thermoluminescence dosemeters to photon beams in the energy range from 30 kV X rays to Co-60 gamma rays, Radiat. Prot. Dosimetry **106** (2003) 33–43.

[293] TEDGREN, A.C., HEDMAN, A., GRINDBORG, J.E., CARLSSON, G.A., Response of LiF:Mg,Ti thermoluminescent dosimeters at photon energies relevant to the dosimetry of brachytherapy (< 1 MeV), Med. Phys. **38** (2011) 5539–5550.

[294] TEDGREN, A.C., ELIA, R., HEDTJARN, H., OLSSON, S., CARLSSON, G.A., Determination of absorbed dose to water around a clinical HDR Ir-192 source using LiF:Mg,Ti TLDs demonstrates an LET dependence of detector response, Med. Phys. **39** (2012) 1133–1140.

[295] RODRIGUEZ, M., ROGERS, D.W.O., Effect of improved TLD dosimetry on the determination of dose rate constants for I-125 and Pd-103 brachytherapy seeds, Med. Phys. **41** (2014) 114301.

[296] HAWORTH, A., et al., Comparison of TLD calibration methods for Ir-192 dosimetry, J. Appl. Clin. Medical Phys. **14** (2013) 258–272.

[297] RUSTGI, S.N., Application of a diamond detector to brachytherapy dosimetry, Phys. Med. Biol. **43** (1998) 2085–2094.

[298] NAKANO, T., et al., High dose-rate brachytherapy source localization: positional resolution using a diamond detector, Phys. Med. Biol. **48** (2003) 2133–2146.

[299] LAMBERT, J., et al., In vivo dosimeters for HDR brachytherapy: A comparison of a diamond detector, MOSFET, TLD, and scintillation detector, Med. Phys. **34** (2007) 1759–1765.

[300] ROSSI, G., et al., Monte Carlo and experimental high dose rate Ir-192 brachytherapy dosimetry with microdiamond detectors, Z. Med. Phys. **29** (2019) 272–281.

[301] ROSSI, G., GAINEY, M., KOLLEFRATH, M., HOFMANN, E., BALTAS, D., Suitability of the microDiamond detector for experimental determination of the anisotropy function of high dose rate 192Ir brachytherapy sources, Med. Phys. **47** (2020) 5838–5851.

[302] KAVECKYTE, V., MALUSEK, A., BENMAKHLOUF, H., CARLSSON, G.A., TEDGREN, A.C., Suitability of microDiamond detectors for the determination of absorbed dose to water around high-dose-rate Ir-192 brachytherapy sources, Med. Phys. **45** (2018) 429–437.

[303] KAMPFER, S., CHO, N., COMBS, S.E., WILKENS, J.J., Dosimetric characterization of a single crystal diamond detector in X-ray beams for preclinical research, Z. Med. Phys. **28** (2018) 303–309.

[304] KAVECKYTE, V., et al., Investigation of a synthetic diamond detector response in kilovoltage photon beams, Med. Phys. **47** (2020) 1268–1279.

[305] GARCIA YIP, F., et al., Characterization of small active detectors for electronic brachytherapy dosimetry, J. Instrum. **17** (2022) P03001.

[306] SAINI, A.S., ZHU, T.C., Energy dependence of commercially available diode detectors for in-vivo dosimetry, Med. Phys. **34** (2007) 1704–1711.

[307] ARBER, J.M., SHARPE, P.H.G., Fading characteristics of irradiated alanine pellets - the importance of preirradation conditioning, Appl. Radiat. Isot. **44** (1993) 19–22.

[308] SHARPE, P.H.G., RAJENDRAN, K., SEPHTON, J.P., Progress towards an alanine/ESR therapy level reference dosimetry service at NPL, Appl. Radiat. Isot. **47** (1996) 1171–1175.

[309] ANTON, M., Uncertainties in alanine/ESR dosimetry at the Physikalisch-Technische Bundesanstalt, Phys. Med. Biol. **51** (2006) 5419–5440.

[310] ZENG, G.G., MCCAFFREY, J.P., The response of alanine to a 150 keV X-ray beam, Rad. Phys. Chem. **72** (2005) 537–540.

[311] WALDELAND, E., HOLE, E.O., SAGSTUEN, E., MALINEN, E., The energy dependence of lithium formate and alanine EPR dosimeters for medium energy x rays, Med. Phys. **37** (2010) 3569–3575.

[312] WALDELAND, E., MALINEN, E., Review of the dose-to-water energy dependence of alanine and lithium formate EPR dosimeters and LiF TL-dosimeters - Comparison with Monte Carlo simulations, Radiat. Meas. **46** (2011) 945–951.

[313] ANTON, M., BUERMANN, L., Relative response of the alanine dosimeter to medium energy x-rays, Phys. Med. Biol. **60** (2015) 6113–6129.

[314] SCHAEKEN, B., CUYPERS, R., GOOSSENS, J., VAN DEN WEYNGAERT, D., VERELLEN, D., Experimental determination of the energy response of alanine pellets in the high dose rate 192Ir spectrum, Phys. Med. Biol. **56** (2011) 6625–6634.

[315] ANTON, M., HACKEL, T., ZINK, K., VON VOIGTS-RHETZ, P., SELBACH, H.J., Response of the alanine/ESR dosimeter to radiation from an Ir-192 HDR brachytherapy source, Phys. Med. Biol. **60** (2015) 175–193.

[316] WAGNER, D., HERMANN, M., HILLE, A., In vivo dosimetry with alanine/electron spin resonance dosimetry to evaluate the urethra dose during high-dose-rate brachytherapy, Brachytherapy **16** (2017) 815–821.

[317] OLSSON, S., BERGSTRAND, E.S., CARLSSON, A.K., HOLE, E.O., LUND, E., Radiation dose measurements with alanine/agarose gel and thin alanine films around a 192Ir brachytherapy source, using ESR spectroscopy, Phys. Med. Biol. **47** (2002) 1333–1356.

[318] TIEN, C.J., EBELING, R., III, HIATT, J.R., CURRAN, B., STERNICK, E., Optically stimulated luminescent dosimetry for high dose rate brachytherapy, Front Oncol. **2** (2012) 91.

[319] SHARMA, R., JURSINIC, P.A., In vivo measurements for high dose rate brachytherapy with optically stimulated luminescent dosimeters, Med. Phys. **40** (2013) 071730.

[320] CASEY, K.E., et al., Development and implementation of a remote audit tool for high dose rate (HDR) Ir-192 brachytherapy using optically stimulated luminescence dosimetry, Med. Phys. **40** (2013) 112102.

[321] MIZUNO, H., et al., Application of a radiophotoluminescent glass dosimeter to nonreference condition dosimetry in the postal dose audit system, Med. Phys. **41** (2014) 112104.

[322] MIZUNO, H., et al., Feasibility study of glass dosimeter postal dosimetry audit of high-energy radiotherapy photon beams, Radiother. Oncol. **86** (2008) 258–263.

[323] WESOLOWSKA, P.E., et al., Characterization of three solid state dosimetry systems for use in high energy photon dosimetry audits in radiotherapy, Radiat. Meas. **106** (2017) 556–562.

[324] RAH, J.E., et al., A comparison of the dosimetric characteristics of a glass rod dosimeter and a thermoluminescent dosimeter for mailed dosimeter, Radiat. Meas. **44** (2009) 18–22.

[325] IZEWSKA, J., BOKULIC, T., KAZANTSEV, P., WESOLOWSKA, P., VAN DER MERWE, D., 50 Years of the IAEA/WHO postal dose audit programme for radiotherapy: what can we learn from 13756 results?, Acta Oncol. **59** (2020) 495–502.

[326] HASHIMOTO, S., NAKAJIMA, Y., KADOYA, N., ABE, K., KARASAWA, K., Energy dependence of a radiophotoluminescent glass dosimeter for HDR Ir-192 brachytherapy source, Med. Phys. **46** (2019) 964–972.

[327] HSU, S.M., et al., Clinical application of radiophotoluminescent glass dosimeter for dose verification of prostate HDR procedure, Med. Phys. **35** (2008) 5558–5564.

[328] NOSE, T., et al., In vivo dosimetry of high-dose-rate brachytherapy: Study on 61 head-and-neck cancer patients using radiophotoluminescence glass dosimeter, Int. J. Radiat. Oncol. Biol. Phys. **61** (2005) 945–953.

[329] KRON, T., METCALFE, P., POPE, J.M., Investigation of the tissue equivalence of gels used for NMR dosimetry, Phys. Med. Biol. **38** (1993) 139–150.

[330] PANTELIS, E., et al., Polymer gel water equivalence and relative energy response with emphasis on low photon energy dosimetry in brachytherapy, Phys. Med. Biol. **49** (2004) 3495–3514.

[331] SELLAKUMAR, P., SAMUEL, E.J.J., SUPE, S.S., Water equivalence of polymer gel dosimeters, Rad. Phys. Chem. **76** (2007) 1108–1115.

[332] BALDOCK, C., et al., Polymer gel dosimetry, Phys. Med. Biol. **55** (2010) R1–R63.

[333] FARHOOD, B., GERAILY, G., ABTAHI, S.M.M., A systematic review of clinical applications of polymer gel dosimeters in radiotherapy, Appl. Radiat. Isot. **143** (2019) 47–59.

[334] MACDOUGALL, N., PITCHFORD, W.G., SMITH, M.A., A systematic review of the precision and accuracy of dose measurements in photon radiotherapy using polymer and Fricke MRI gel dosimetry, Phys. Med. Biol. **47** (2002) R107–R121.

[335] SCHREINER, L.J., Review of Fricke gel dosimeters, J. Phys. Conf. Ser. **3** (2004) 9.

[336] SCHREINER, L.J., True 3D chemical dosimetry (gels, plastics): Development and clinical role, J. Phys. Conf. Ser. **573** (2015) 012003.

[337] WATANABE, Y., et al., Dose distribution verification in high-dose-rate brachytherapy using a highly sensitive normoxic N-vinylpyrrolidone polymer gel dosimeter, Phys. Med. **57** (2019) 72–79.

[338] TACHIBANA, H., et al., End-to-end delivery quality assurance of computed tomography-based high-dose-rate brachytherapy using a gel dosimeter, Brachytherapy **19** (2020) 362–371.

[339] SENKESEN, O., TEZCANLI, E., BUYUKSARAC, B., OZBAY, I., Comparison of 3D dose distributions for HDR Ir-192 brachytherapy sources with normoxic polymer gel dosimetry and treatment planning system, Med. Dosim. **39** (2014) 266–271.

[340] PAPPAS, E., KARAISKOS, P., ZOURARI, K., PEPPA, V., PAPAGIANNIS, P., An experimental commissioning test of brachytherapy MBDCA dosimetry, based on a commercial radiochromic Gel/optical CT system, Med. Phys. **42** (2015) 3536.

[341] OE, A., NEMOTO, M., MIYAZAWA, M., SAHADE, D.A., HAMADA, T., Spatial dose distribution analysis of Co-60 HDR brachytherapy of cervical cancer using an AQUAJOINT (R)-based VIPET polymer gel dosimeter, J. Phys. Conf. Ser. **1305** (2019) 012052.

[342] FAZLI, Z., SADEGHI, M., ZAHMATKESH, M.H., MAHDAVI, S.R., TENREIRO, C., Dosimetric comparison between three dimensional treatment planning system, Monte Carlo simulation and gel dosimetry in nasopharynx phantom for high dose rate brachytherapy, J. Cancer Res. Ther. **9** (2013) 402–409.

[343] EGUCHI, K., et al., A verification of high-dose-rate brachytherapy dose distributions for prostate cancer with a VIPET polymer gel dosimeter, Med. Phys. **45** (2018) e238.

[344] ADINEHVAND, K., RAHATABAD, F.N., Monte-Carlo based assessment of MAGIC, MAGICAUG, PAGATUG and PAGATAUG polymer gel dosimeters for ovaries and uterus organ dosimetry in brachytherapy, nuclear medicine and Tele-therapy, Comput. Meth. Prog. Bio. **159** (2018) 37–50.

[345] PAPPAS, E.P., PEPPA, V., HOURDAKIS, C.J., KARAISKOS, P., PAPAGIANNIS, P., On the use of a novel ferrous Xylenol-orange gelatin dosimeter for HDR brachytherapy commissioning and quality assurance testing, Phys. Med. **45** (2018) 162–169.

[346] NASR, A.T., SCHREINER, L.J., MCAULEY, K.B., Mathematical modeling of the response of polymer gel dosimeters to HDR and LDR brachytherapy radiation, Macromol. Theor. Simul. **21** (2012) 36–51.

[347] SATO, R., DE ALMEIDA, A., MOREIRA, M.V., Cs-137 source dose distribution using the Fricke Xylenol gel dosimetry, Nucl. Instrum. Methods Phys. Res. B. **267** (2009) 842–845.

[348] AZMA, Z., JABERI, R., AGHAMIRI, M.R., ZAHMATKESH, M.H., Investigation of ruthenium-106 beta emitter eye plaques with X-ray CT PAGAT gel dosimetry, Radiother. Oncol. **91** (2009) S43.

[349] AMIN, M.N., et al., A comparison of polyacrylamide gels and radiochromic film for source measurements in intravascular brachytherapy, Br. J. Radiol. 76 (2003) 824–831.

[350] DEBNATH, S.B.C., et al., High resolution small-scale inorganic scintillator detector: HDR brachytherapy application, Med. Phys. **48** (2021) 1485–1496.

[351] KIROV, A.S., et al., Towards two-dimensional brachytherapy dosimetry using plastic scintillator: New highly efficient water equivalent plastic scintillator materials, Med. Phys. **26** (1999) 1515–1523.

[352] KERTZSCHER, G., BEDDAR, S., Inorganic scintillation detectors for Ir-192 brachytherapy, Phys. Med. Biol. **64** (2019) 225018.

[353] LAMBERT, J., MCKENZIE, D.R., LAW, S., ELSEY, J., SUCHOWERSKA, N., A plastic scintillation dosimeter for high dose rate brachytherapy, Phys. Med. Biol. **51** (2006) 5505–5516.

[354] ROSALES, H.M.L., ARCHAMBAULT, L., BEDDAR, S., BEAULIEU, L., Dosimetric performance of a multipoint plastic scintillator dosimeter as a tool for real-time source tracking in high dose rate ^{192}Ir brachytherapy, Med. Phys. **47** (2020) 4477–4490.

[355] ROSALES, H.M.L., DUGUAY-DROUIN, P., ARCHAMBAULT, L., BEDDAR, S., BEAULIEU, L., Optimization of a multipoint plastic scintillator dosimeter for high dose rate brachytherapy, Med. Phys. **46** (2019) 2412–2421.

[356] SUCHOWERSKA, N., et al., Clinical trials of a urethral dose measurement system in brachytherapy using scintillation detectors, Int. J. Radiat. Oncol. Biol. Phys. **79** (2011) 609–615.

[357] THERRIAULT-PROULX, F., BEAULIEU, L., BEDDAR, S., Validation of plastic scintillation detectors for applications in low-dose-rate brachytherapy, Brachytherapy **16** (2017) 903–909.

[358] RIVARD, M.J., VENSELAAR, J.L., BEAULIEU, L., The evolution of brachytherapy treatment planning, Med. Phys. **36** (2009) 2136–2153.

[359] BEAULIEU, L., et al., Report of the Task Group 186 on model-based dose calculation methods in brachytherapy beyond the TG-43 formalism: current status and recommendations for clinical implementation, Med. Phys. **39** (2012) 6208–6236.

[360] BALLESTER, F., et al., A generic high-dose rate (192)Ir brachytherapy source for evaluation of model-based dose calculations beyond the TG-43 formalism, Med. Phys. **42** (2015) 3048–3061.

[361] SLOBODA, R.S., MORRISON, H., CAWSTON-GRANT, B., MENON, G.V., A brief look at model-based dose calculation principles, practicalities, and promise, J. Contemp. Brachytherapy **9** (2017) 79–88.

[362] RIVARD, M.J., BEAULIEU, L., MOURTADA, F., Enhancements to commissioning techniques and quality assurance of brachytherapy treatment planning systems that use model-based dose calculation algorithms, Med. Phys. **37** (2010) 2645–2658.

[363] BENTLEY, R.E., NATIONAL MEASUREMENT INSTITUTE, Uncertainty in Measurement: the ISO Guide, National Measurement Institute, [Lindfield, N.S.W.] (2005).

[364] INTERNATIONAL ATOMIC ENERGY AGENCY, Calibration of Radiation Protection Monitoring Instruments, Safety Reports Series No. 16, IAEA, Vienna (2000).

SIGLAS Y ABREVIATURAS

AAPM	Asociación Americana de Físicos en Medicina
ADCL	laboratorio de calibración dosimétrica acreditado
AIST-NMIJ	Instituto Nacional Japonés de Ciencia y Tecnología Industrial Avanzada – Instituto Nacional de Metrología del Japón
AKS	intensidad de kerma en aire
AMD	actividad mínima detectable
APMP	Programa de Metrología de Asia y el Pacífico
ARPANSA	Agencia Australiana de Protección Radiológica y Seguridad Nuclear
BARC	Centro Bhabha de Investigaciones Atómicas
BIPM	Oficina Internacional de Pesas y Medidas
BIVT	braquiterapia intravascular
BRAPHYQS	sistema de garantía de calidad de física en braquiterapia
BSR	Registro de Fuentes de Braquiterapia
BTe	braquiterapia electrónica
CC	control de calidad
CIPM	Comité Internacional de Pesas y Medidas
CMI	Cesky Metrologicky Institut
CNI	Consejo Nacional de Investigaciones
DIN	Deutsches Institut für Normung
DIRAC	Directorio de Centros de Radioterapia
ENEA-INMRI	Ente per le Nuove Tecnologie, l'Energia e l'Ambiente – Istituto Nazionale di Metrologia delle Radiazioni Ionizzanti
ESTRO	Sociedad Europea de Radioterapia y Oncología
EURAMET	Asociación Europea de Institutos Nacionales de Metrología
GC	garantía de calidad
GROVEX	Grossvolumen Extrapolationskammer (cámara de extrapolación de gran volumen de placas paralelas)
HDR	alta tasa de dosis
ICRU	Comisión Internacional de Unidades y Medidas Radiológicas
IEC	Comisión Electrotécnica Internacional
INER	Instituto de Investigación de Energía Nuclear
INM	Instituto Nacional de Metrología
INM	institutos nacionales de metrología
IPEM	Instituto de Física e Ingeniería Médicas

IROC	Núcleo de Imagenología y Radioncología
ISO	Organización Internacional de Normalización
KCDB	base de datos de comparaciones clave
KRISS	Instituto Coreano de Investigación de Normas y Ciencia
LAVV	cámara de ionización de volumen variable y ángulo amplio
LCR	Laboratorio de Ciencias Radiológicas
LDR	baja tasa de dosis
LET	transferencia lineal de energía
LNE-LNHB	Laboratoire National de metrologie et d'Essais - Laboratoire National Henri Becquerel
LPCD	laboratorio primario de calibración dosimétrica
LSCD	laboratorio secundario de calibración dosimétrica
NIST	Instituto Nacional de Normas y Tecnología
NPL	Laboratorio Nacional de Física
OSLD	dosímetro luminiscente de estimulación óptica
PDD	porcentaje de dosis en profundidad
PDR	tasa de dosis pulsada
PTB	Physikalisch-Technische Bundesanstalt
RAKR	tasa de referencia de kerma en aire
RPLD	dosímetro radiofotoluminiscente
RTE	radioterapia externa
SI	Sistema Internacional de Unidades
SPT	sistema de planificación del tratamiento
TG	grupo de tareas
TLD	dosímetro termoluminiscente
UW	Universidad de Wisconsin
UWADCL	Laboratorio de Calibración Dosimétrica Acreditado de la Universidad de Wisconsin
VAFAC	cámara de paredes de aire con apertura variable
VNIIM	D. I. Instituto de Metrología de Rusia D. I. Mendeleev
VSL	Van Swinden Laboratorium
WAFAC	cámara de paredes de aire de ángulo amplio

COLABORADORES EN LA REDACCIÓN Y REVISIÓN

Almeida, C.E.	Universidad de Rio de Janeiro (Brasil)
Bokulic, T.	Facultad de Ciencia, Universidad de Zagreb (Croacia)
Carrara, M.	Organismo Internacional de Energía Atómica
de Pooter, J.	Instituto Nacional de Metrología VSL (Países Bajos)
DeWerd, L.A.	Universidad de Wisconsin (Estados Unidos de América)
McEwen, M.	Consejo Nacional de Investigaciones (Canadá)
Rivard, M.J.	Brown University (Estados Unidos de América)
Sander, T.	Laboratorio Nacional de Física (Reino Unido)
Schneider, T.	Physikalisch-Technische Bundesanstalt (Alemania)
Toroi, P.	STUK – Autoridad de Seguridad Radiológica y Nuclear (Finlandia)
van der Merwe, D.	Organismo Internacional de Energía Atómica

Reunión de consultores

Viena, Austria: 10 a 14 de diciembre de 2018

FSC
www.fsc.org
MIX
Papier | Fördert
gute Waldnutzung
FSC® C083411

Zeitfracht Medien GmbH
Ferdinand-Jühlke-Straße 7
99095 Erfurt, Deutschland
produktsicherheit@kolibri360.de